VOLKER MEHL

Fotos: Wolfgang Schardt

KOCH DICH GESUND

AYURVEDA MEETS KLOSTERHEILKUNDE

südwest

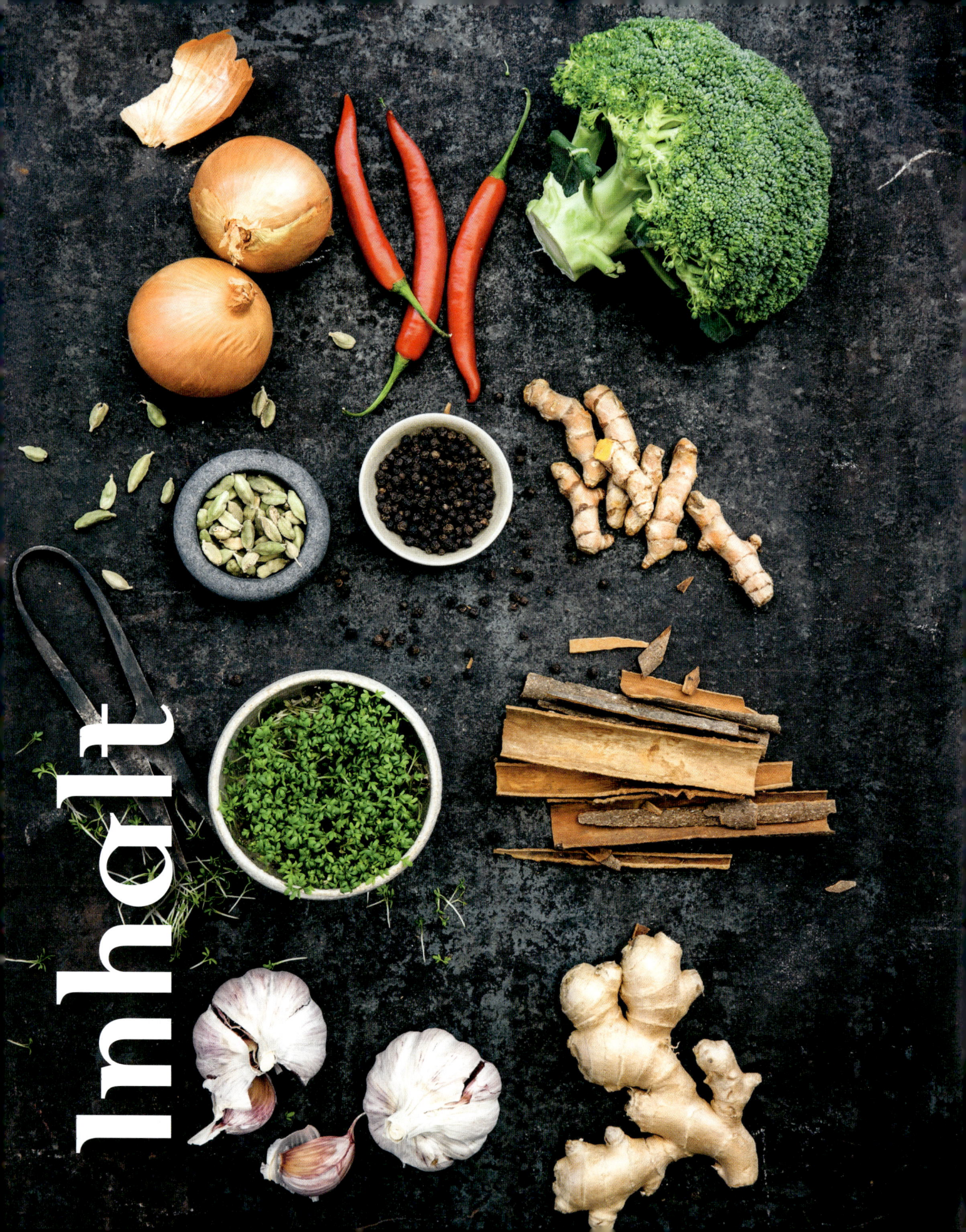

Inhalt

Teil II:
Heilung aus dem Kochtopf

Inhalt

Von Dhal bis Blaubeeren: Süßes, Snacks und Stullen

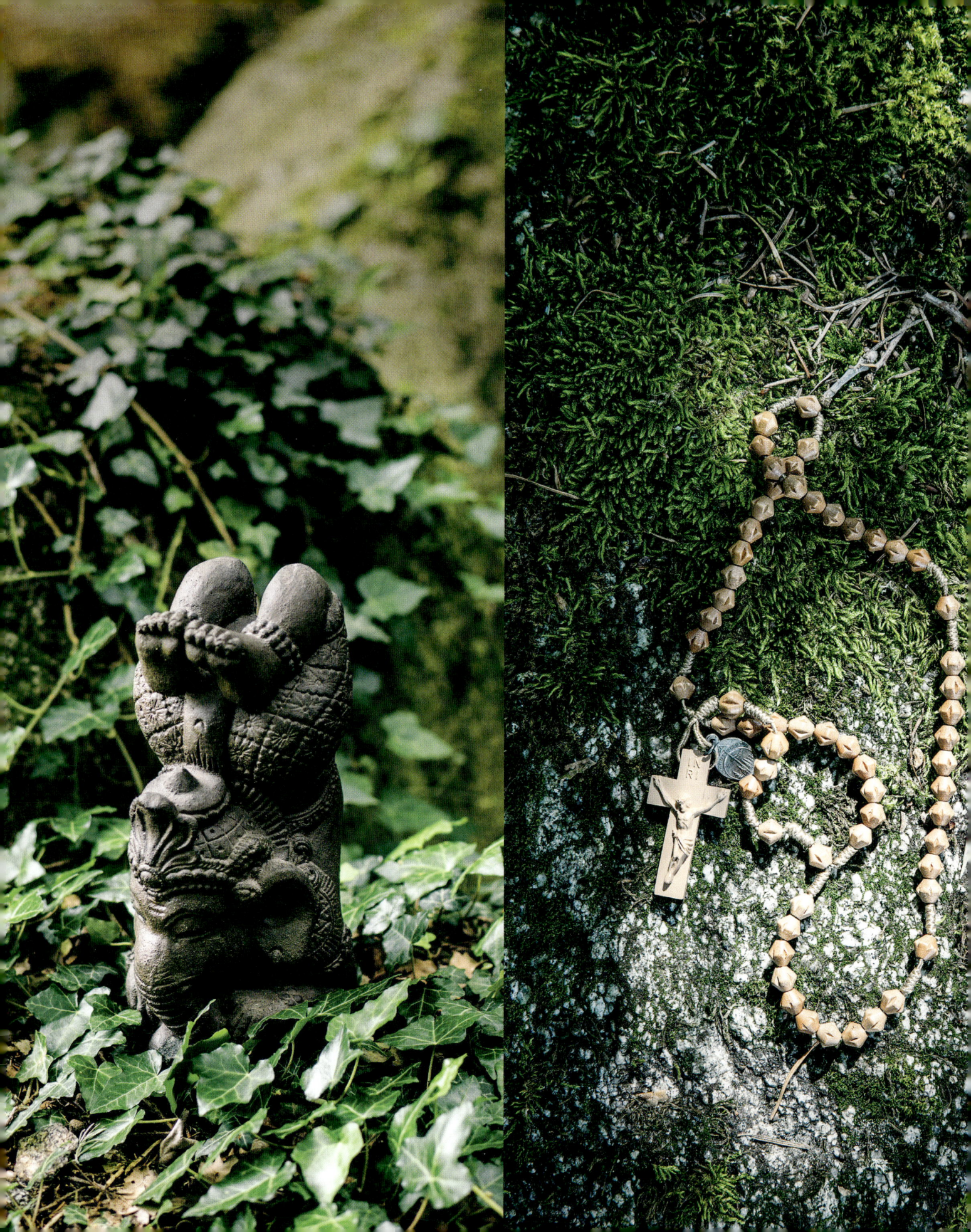

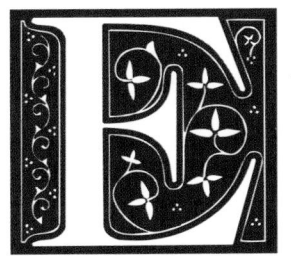ine Gegenüberstellung von Ayurveda und der Klosterheilkunde – unterschiedliche Sprachen, eine Wahrheit. Das war mein erster Gedanke für dieses Buch. Das Projekt ließ ich jedoch sehr lange ruhen, da ich recht früh gemerkt habe, welche Tiefe in dieser Thematik steckt und dass es einer mehr als ausführlichen Recherche bedarf. Auf eine einfache Gegenüberstellung konnte und durfte dies keinesfalls hinauslaufen. Und außerdem: Wie verbinde ich 7000 Jahre Ayurveda mit über 2000 Jahren Christentum und mindestens 1500 Jahren Klosterheilkunde?

Je tiefer ich eintauchte, desto mehr kristallisierte sich im Laufe meiner Recherchen aber heraus, dass es um die Essenz geht, ganz gleich, aus welcher Richtung und mit welchem religiösen und kulturellen Hintergrund man sich dem Thema nähert. Die Natur hält ein zeitloses, umfassendes Wissen bereit, und zu allen Zeiten gab es Menschen mit einem tiefen Verständnis für diese Zusammenhänge. Heute, zu Beginn des 21. Jahrhunderts, sind wir einerseits technisch weiter entwickelt denn je und andererseits auch weiter von unserer Quelle, unserer Spiritualität, entfernt denn je. In immer mehr Menschen entsteht deswegen wieder ein tiefes Bedürfnis nach spiritueller Anbindung – der Wunsch nach einem heilen Leben, einer heilen Familie und einer heilen Natur. Viele Fragen tauchen auf, und die Antworten darauf sind mehrere Tausend Jahre alt: Was erwartet uns? Wohin führt uns unser Weg? Wie können wir wirklich heil werden? Wir müssen nun den Mut finden, uns den Antworten zu öffnen und sie anzunehmen.

Wir können mittlerweile mithilfe von unglaublicher Technik tief in jede Zelle und weit ins All blicken. Aber finden wir so die Antworten auf all unser Suchen und unsere Fragen? Finden wir dort die erhoffte Heilung, können wir uns als vollständig erfahren? Ich glaube nicht. Um glücklich zu werden und unser Heil zu finden, müssen wir die Perspektive verändern, sozusagen vom Parkett auf die Empore wechseln und die Szene, also unser Leben, als Ganzes betrachten – nicht nur einzelne, kleine Ausschnitte davon.

Ich beschäftige mich schon seit vielen Jahren mit Ayurveda, und die Arbeit an diesem Buch hat mich noch einmal mehr darin bestärkt, dass Heilung in einem etwas anderen Sinn existiert als bisher angenommen. Ich bin tiefer als je zuvor in den Ayurveda eingetaucht, habe mich so intensiv wie nie mit den Texten der großen Ayurveda-Ärzte Charaka und Susruta beschäftigt. Durch diese konzentrierte Arbeit bin ich auch meinen eigenen, christlichen Wurzeln wieder nähergekommen, musste und durfte mich mit meinem Glauben beschäftigen. Die Texte von Benedikt und Ibn Butlan waren meine ständigen Begleiter, und mehr denn je bin ich überzeugt: Heilung ist möglich! Mit etwas Mut werden wir ein ganz neues Zeitalter im Zusammenspiel von Medizin und Spiritualität einläuten. Eine Zeit, in der Ärzte, Köche, Schamanen, Priester und Heiler wieder zusammenarbeiten. Eine Zeit, in der es um wahrhafte Heilung zum Wohle aller geht – denn die Sehnsucht nach einem heilen Leben wohnt in jedem von uns. Dieser Ort ruht tief in unseren Herzen, denn hier findet sich die Quelle für ein ganzheitliches, heiles Leben. In unserem Herzen liegt die göttliche Kraft für viel mehr Stärke und Mut, als wir es uns bis jetzt vorstellen konnten.

Ich möchte dich herzlich einladen, diesen Weg gemeinsam mit mir zu gehen. Vielleicht bekommst du auf dieser Reise eine Ahnung davon, wie diese Kraft auch in dir wirkt.

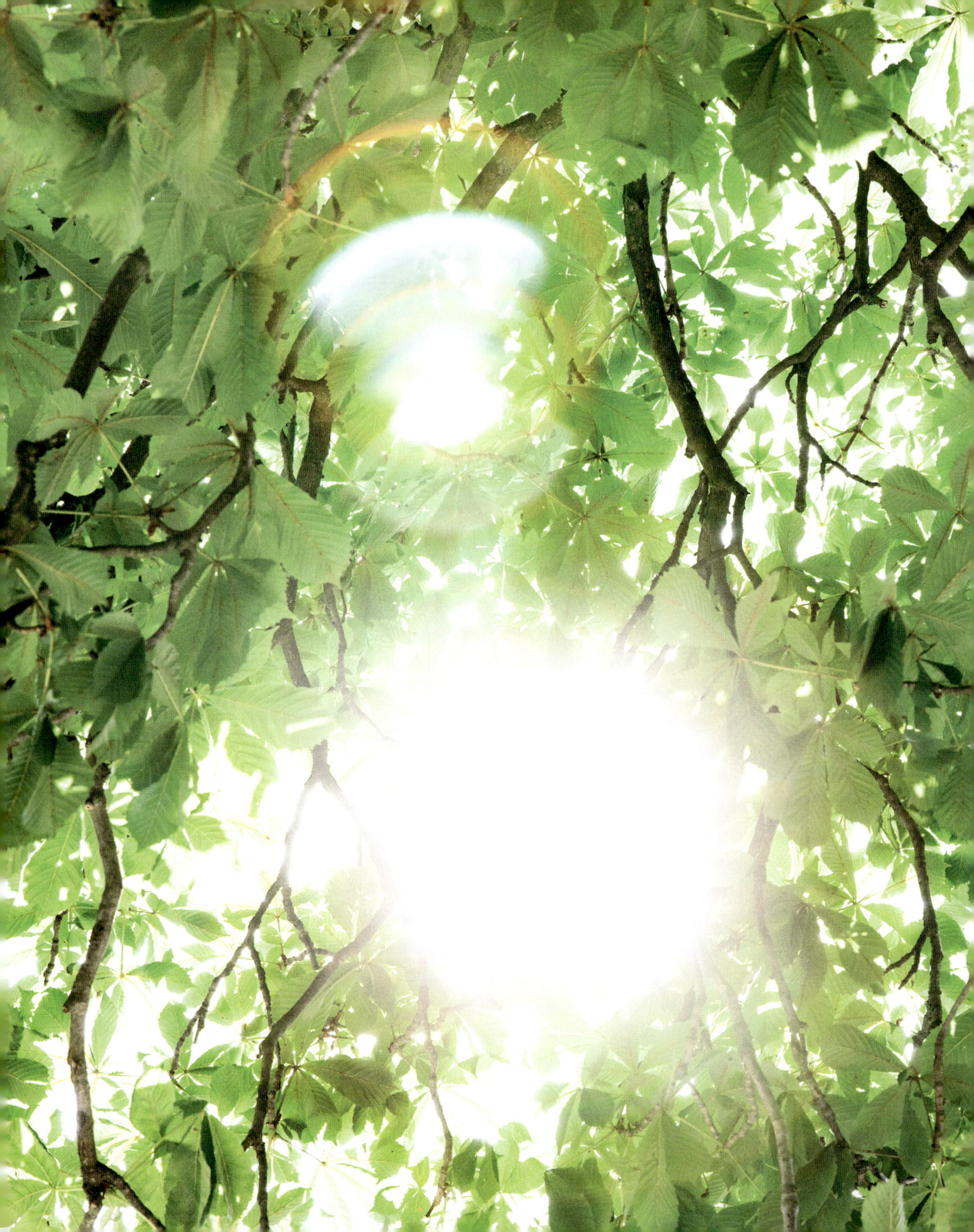

Teil 1

Heilung

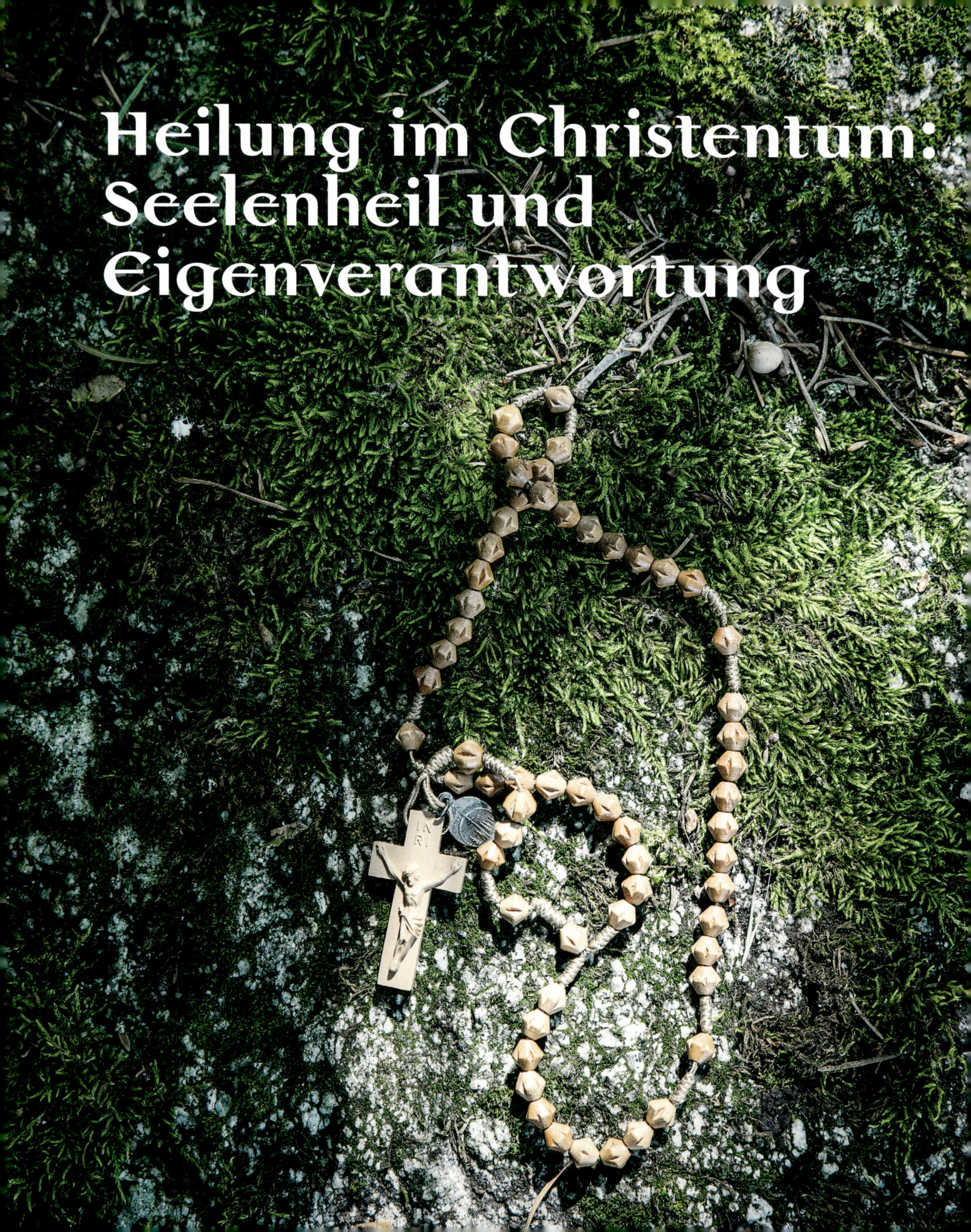

Heilung im Christentum: Seelenheil und Eigenverantwortung

Heile Welt?

ast acht Milliarden Menschen leben auf dieser Erde, und die meisten todbringenden Seuchen sind größtenteils ausgerottet. Pest, Cholera und Pocken kosten nicht mehr Millionen Menschen das Leben, tödliche Viren sind zum größten Teil in Hochsicherheitslabors eingesperrt, das in den Medien mehrfach angekündigte Massensterben durch Vogelgrippe, Rinderwahnsinn und Schweinepest ist ausgeblieben.

Der Gesundheitsmarkt wird von sinnvollen bis überflüssigen Heilsbringern überflutet: Basensocken, Stützstrümpfe, Antibiotika, Penicillin, Schmerztabletten, Aufputschpillen, Beruhigungsmittel, Abführpräparate, Potenzpillen, Schlaftabletten und darüber hinaus noch allerhand weitere Mittelchen, um unseren offenbar völlig vergifteten Körper von diversen Toxinen zu befreien!

Unser Leben hält in vielen Momenten ganz wunderbare Erlebnisse parat, aber eben nicht ausschließlich. Es gibt auch Krankheit, Leid, Schmerz und Tod. Wir leben in einem der reichsten Länder der Welt, dennoch sind Millionen von Deutschen von Ängsten und Sorgen geplagt. Psychische Erkrankungen sind auf dem Vormarsch, und die Wartezeit für die Konsultation eines guten Psychologen beträgt im Allgemeinen mehrere Monate. 30 Prozent der Grundschulkinder leiden bereits an Burn-out-Symptomen wie Schlafstörungen, Magenkrämpfen, Panikattacken und Versagensängsten. Die Pharmaindustrie verzeichnet jedes Jahr neue Rekordumsätze. Die Zahl der Tablettenabhängigen nimmt drastisch zu, und der Umsatz von Medikamenten gegen Diabetes wird sich bis zum Jahr 2025 verdoppeln.

Gott als liebender Arzt

Unsere Illusion der immerwährenden Gesundheit platzt spätestens dann, wenn ein Mensch, der uns nahesteht, stirbt. Vielleicht sogar ohne Vorwarnung oder noch im jungen oder mittleren Lebensalter. Krankheit und Tod passen nicht in unser westliches, vom Wohlstand geprägtes Lebenskonzept.

Wenn ich nun von Heilung aus christlicher Sicht rede, ergibt es natürlich Sinn, sich zunächst mit den ursprünglichen christlichen Traditionen zu beschäftigen: Wir Christen glauben, dass Gott die Welt gut, friedlich und ohne Makel erschaffen hat. Krankheit und Tod sind hierbei ganz gravierende Mängel und nicht nur kleine Bagatellschäden im Schöpfungsplan. Gott ist voller Liebe; er hat die Welt als gute und heile Welt erschaffen, und dahin wird er sie auch wieder zurückbringen. So weit zur Ausgangslage, vor deren Hintergrund ich die Aspekte der christlichen Heilung betrachtet habe.

Wenn man von christlicher Heilung redet, hilft es, sich noch einmal klarzumachen, dass die Wurzeln der christlichen Religion im Judentum – mit seinen gut 1300 Jahren Vorlauf – zu finden sind. Daher ein kurzer Blick ins Alte Testament: Von Krankheit ist hier zum ersten Mal im Buch Exodus im Zusammenhang mit den Plagen gegen die Ägypter die Rede. Davor gab es maximal Hinweise auf Altersschwäche – Isaak war wohl am Ende seiner Tage etwas klapprig auf den Beinen und hat auch nicht mehr so gut gesehen. Auch sein Sohn Jakob hatte eine lädierte Hüfte, herrührend aus einem Ringkampf mit Gott, den er natürlich sang- und klanglos verlor. Sein Mut brachte ihm jedoch den Beinamen Gottesstreiter, auf Hebräisch »Israel« ein. Sonst findet man keine Hinweise auf Krankheiten, geschweige denn Krankenhäuser oder Ärzte. Davon wird erst mehrere Generationen später die

Rede sein, nämlich beim Auszug des Volkes Israel aus Ägypten. Im 2. Buch Mose, Kapitel 15, teilt Gott seinem Volk mit: »Wirst du hören auf deinen Gott und halten seine Gesetze, so will ich dir keine der Krankheiten auferlegen, die ich den Ägyptern auferlegt habe. Denn ich bin der Herr, dein Arzt.«

Das ist eine starke Aussage – und genau dieses Bewusstsein hat den jüdischen Glauben und somit auch das Christentum jahrhundertelang geprägt. Aus diesen Worten geht zweifelsfrei hervor, dass nur Gott der Spezialist für Heil und Heilung ist und sein wird. Er kennt sich sowohl mit Leid als auch mit Heilung aus, und wenn einer heilt, dann er. Beim genauen Lesen wird man feststellen, dass er nicht nur Krankheiten heilen, sondern diese, wenn er will, auch den Menschen auferlegen kann.

Krankheit als gerechte Strafe

Gott ist allmächtig und barmherzig, aber auch jähzornig und eifersüchtig, wenn es sein muss. So duldet er neben sich keine weiteren Götter, weshalb man auch keine anderen Götter (erst recht keine goldenen Kälber) anbeten soll. Im 5. Buch Mose sagt er von sich: »Ich kann schlagen und ich kann heilen.« Für uns heute ist das natürlich schwer nachvollziehbar, aber der Gott des Judentums und der Christen ist sehr souverän: Er behält sich vor zu heilen oder auch Krankheiten zu schicken. An vielen Stellen in der Bibel erkennen wir, dass Gott barmherzig und großzügig ist. Denn das liegt offenbar in seiner Natur, und wenn er bestraft, dann immer mit gutem Grund und nicht aus reiner Will-

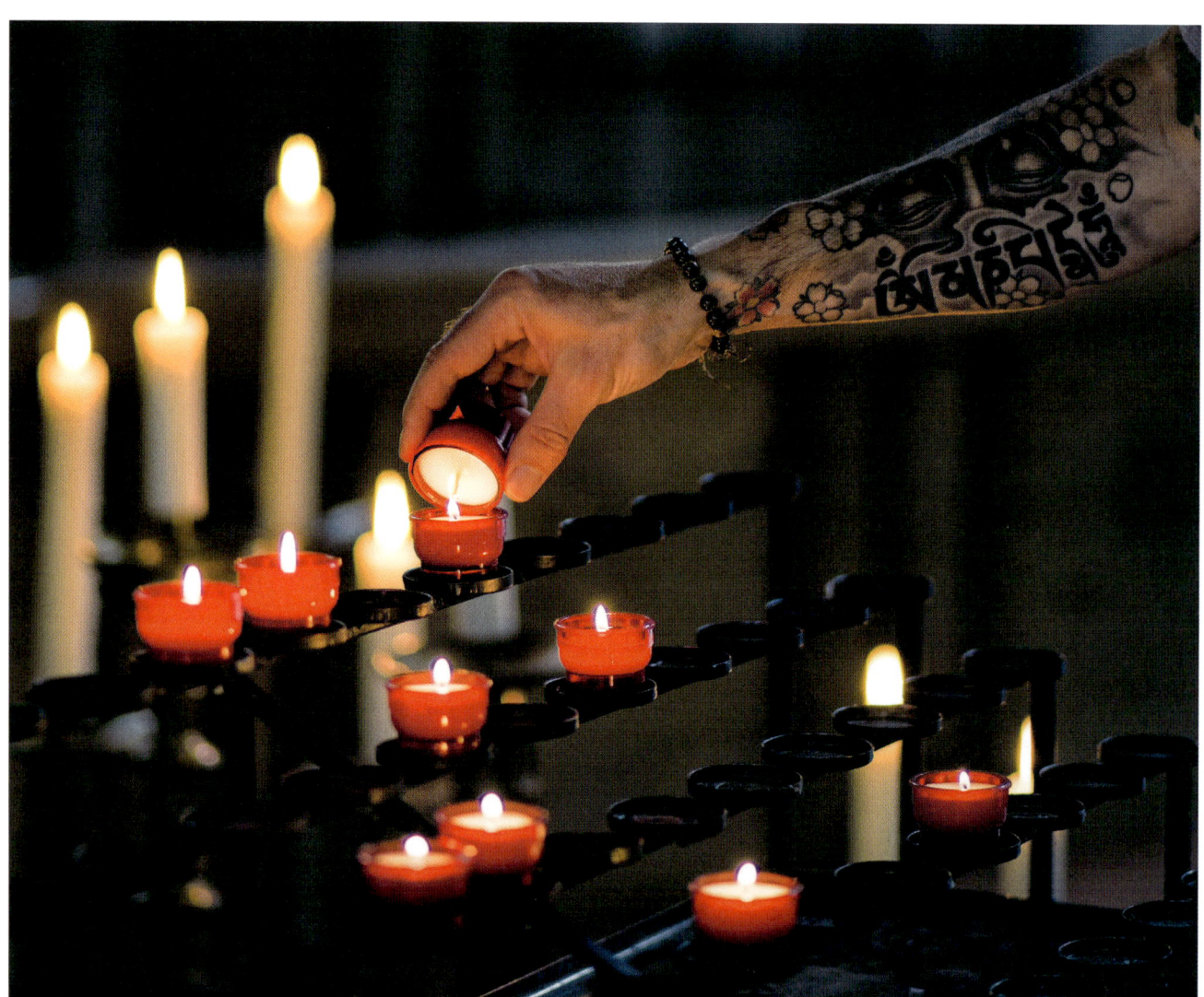

kür. Das ist elementar wichtig für das Verständnis im Umgang mit Krankheiten, denn hiermit ist ausgeschlossen, dass Krankheiten eine willkürliche Strafe für angebliche Vergehen sind. Gott ist der Arzt, und das hatte im täglichen Leben nachhaltige Folgen für das jüdische Volk: Nach einer Krankheit bescheinigte nicht der Arzt, dass der Patient wieder gesund ist, sondern der Priester. Natürlich gab es auch damals schon Ärzte, aber die behandelten wohl eher pflanzenheilkundig oder physiotherapeutisch und kannten ihre Grenzen.

Die verschiedensten Zeugnisse im Alten Testament, unter anderem in den Psalmen, bestätigen den uns allen bekannten Satz: In diesem Fall hilft nur beten. Eine sehr lebendige Erfahrung und mehr als nur rituell auswendig gelernte Verse, denn wurde ein Mensch geheilt, dann gebührte Gott entsprechend Dank! Im Zusammenhang mit dieser gesellschaftlich verankerten Erfahrung ist auch das Auftreten von Jesus zu verstehen. Er hat ein bis heute reichendes Verständnis von Heil und Heilung geschaffen.

Ein neues Heil(ung)sverständnis

Schon immer kursierten die gegenläufigsten Meinungen über Jesus. Selbsternannte »Jesus-Experten« streiten sich darüber, ob und wie er Brot vermehrte oder ob es stimmt, dass er Wasser in Wein verwandeln konnte. Wenn man dann noch fragt, ob Jesus wirklich der vom Volk Israel erwartete Messias war, geht es richtig los mit den Kontroversen. In einem jedoch sind sich alle einig: Selbst Atheisten müssen anerkennen, dass Jesus die Fähigkeit hatte, Menschen zu heilen. Da stellt sich die spannende Frage: Wie hat er das gemacht? Benutzte er eine Technik oder ein Verfahren? Oder war er auf bestimmte Krankheiten spezialisiert?

Beschäftigt man sich näher mit den Heilungen von Jesus, dann wird man nichts von alledem feststellen. Denn offenbar war es völlig willkürlich, wann, wen und mit welcher Methode er heilte. So ist die Rede von Gelähmten, Besessenen, Taubstummen oder Blinden, von Leprakranken und sogar von Fernheilungen. Und war er mal ein bisschen spät dran, erweckte er auch gerne Tote wieder zum Leben. Aus vielen Aufzeichnungen kann man herauslesen, dass er sich gar nicht erst mit Kranken befasst hat. Durch das Bemühen um die Angehörigen wurde der Kranke »ganz nebenbei« geheilt. In den Evangelien heißt es auch, »er heilte alle Kranken«.

Heil und Heilen im allumfassenden Sinn

Einst kamen am Teich Bethesda in Jerusalem unzählige von Kranken zusammen, aber von diesen Unzähligen heilte er nur einen einzigen. Wenn Jesus wirklich den Plan gehabt hätte, als Heiler berühmt zu werden und aus seinen augenscheinlich vorhandenen Fähigkeiten Kapital zu schlagen, dann hätte er dies sicher anders angestellt. Denn er hat weder Badekuren im Toten Meer verschrieben noch Yoga-Retreats am See Genezareth verkauft noch Weihwasser aus dem Jordan angepriesen noch Ernährungstipps gegeben oder ein Imperium auf handgesegneten Jesus-Latschen aufgebaut. Jesus ging es um etwas ganz anderes: Er wollte nicht einfach nur Krankheiten verschwinden lassen oder die Körper-Seele-Balance wiederherstellen. Jesu Lebensthema war das Heil im allumfassenden Sinn. Was nutzt es uns Menschen, wenn wir körperlich gesund sind, Reichtümer und Immobilien anhäufen, aber dabei unsere Seele verlieren? In vielen Fällen hat er sich gar nicht direkt um die körperlichen Beschwerden gekümmert. Es gibt eine Geschichte in den Evangelien, in der vier Menschen ihren kranken Freund auf einer Bahre zu Jesu Haus in Kafarnaum schleppen. Das Haus wird jedoch von so vielen Menschen belagert, dass sie nicht bis zu ihm durchkommen. Da decken die vier das Dach ab und lassen ihren kranken Freund direkt zu Jesus hinunter. Als Jesus den festen Willen und Glauben an die Heilung in den Augen der vier Freunde sieht, spricht er zum Kranken: »Deine Sünden sind dir vergeben, mein Sohn.«

In diesem Fall waren wohl eher die Sünden des kranken Mannes und nicht sein körperliches Gebrechen das Thema. Erst im nächsten Schritt sorgte Jesus dafür, dass der Kranke wieder laufen konnte.

Gesunde Seele - gesunder Mensch

Das körperliche Wohlbefinden ist ein wichtiger Aspekt der Heilung, jedoch nicht der einzige. Viel entscheidender und umfassender ist, was unsere Seelen nährt und stärkt. Bleibt das Seelenheil auf der Strecke, nutzt auch ein vermeintlich gesunder Körper nichts - eine Erfahrung, die offenbar immer mehr Menschen in unserer modernen Welt machen.

Gesund sein um jeden Preis ist nicht die christliche Idee von Heilung. Es geht vielmehr um heile und liebevolle Seelen, heile und offene Herzen, heile und mitfühlende Augen und natürlich um den heilen Menschen in seiner Gesamtheit. Jesus heilte, aber längst nicht alle und auch nicht jede Krankheit. Die Botschaft war nicht: Trinkt keinen Alkohol, raucht nicht, ernährt euch vernünftig und geht regelmäßig joggen. Nein, er hat seine Jünger in erster Linie losgeschickt, um den Menschen seine Heilsbotschaft zu überbringen. Heilen – das taten sie eher nebenbei.

Er hat sich auch kein Team von top ausgebildeten Heilern und Ärzten zusammengestellt, um

ein Gesundheitsimperium aufzubauen. Stattdessen scharte Jesus ziemlich schräge Vögel um sich – rauflustige Soldaten, Nörgler, Zweifler, Verräter und Angsthasen ohne den Mut, sich zu ihm zu bekennen, als es ernst wurde.

Offenbar hatte Jesus also bei seinen engsten Vertrauten eine Schwäche für die Schwachen. Schauen wir uns zum Beispiel mal den Apostel und ehemaligen Soldaten Paulus an: Er hatte anscheinend einige ernsthafte Krankheiten, die ihn bei seiner Arbeit ziemlich behinderten. Es wird von einem Pfahl in seinem Fleisch und von den Fäusten des Teufels, die ihn schlagen, berichtet, damit dieser nicht überheblich wird. Dreimal hat Paulus deswegen zu Gott gebetet, und dessen Antwort war, es solle ihm an seiner Gnade genügen, denn seine Kraft wirke in den Schwachen mächtig, heißt es im 2. Brief an die Korinther. Dies ist eine entscheidende Stelle zum Verständnis vom Umgang mit Krankheiten aus christlicher Sicht. Man kann dem Christentum ja verschiedene Dinge vorhalten, aber sicher nicht ein überhöhtes, idealisiertes Bild vom perfekten Menschen. Im Christentum ist man sich sehr wohl der allzu menschlichen Schwächen bewusst, und genau deshalb macht Jesus auch keine unrealistischen Versprechungen.

Kraft im Glauben

Unser Leben ist mal wunderschön und entspannt, dann aber auch stressig und ungerecht. Und es kann auch sehr leidvoll sein. Aussuchen können wir uns all dies meist nicht, jedoch können viele Menschen dank ihres Glaubens erstaunlich gut mit schicksalhaften negativen Situationen umgehen. An dieser Stelle muss ich sehr stark an meinen Vater denken: Die Hälfte seines Lebens litt er an heftigsten Rückenschmerzen, bis ein handballgroße Tumor festgestellt wurde, den man schon 25 Jahre früher hätte entdecken müssen. Er lief sprichwörtlich von Pontius zu Pilatus, doch kein Arzt konnte ihm helfen. Als er 1990 dann nach der Tumordiagnose fast 14 Stunden operiert wurde und dabei zweimal wiederbelebt werden musste, folgten sechs Wochen Gipsbett, sechs Monate Krankenhaus und insgesamt 25 Kilo Gewichtsverlust. 1997 folgte dann eine weitere OP, nachdem er sich in der Badewanne liegend den Oberschenkel gebrochen hatte, weil ein weiterer Tumor seinen Knochen zerfressen hatte. Trotz der unzähligen Chemotherapien und Bestrahlungen samt deren Nebenwirkungen habe ich in all der Zeit meinen Vater nicht ein einziges Mal klagen oder jammern hören. Im Gegenteil, er machte es sich eher noch zur Aufgabe, uns, seine Familie, und sein gesamtes Umfeld aufzumuntern. Diese Kraft war sprich-

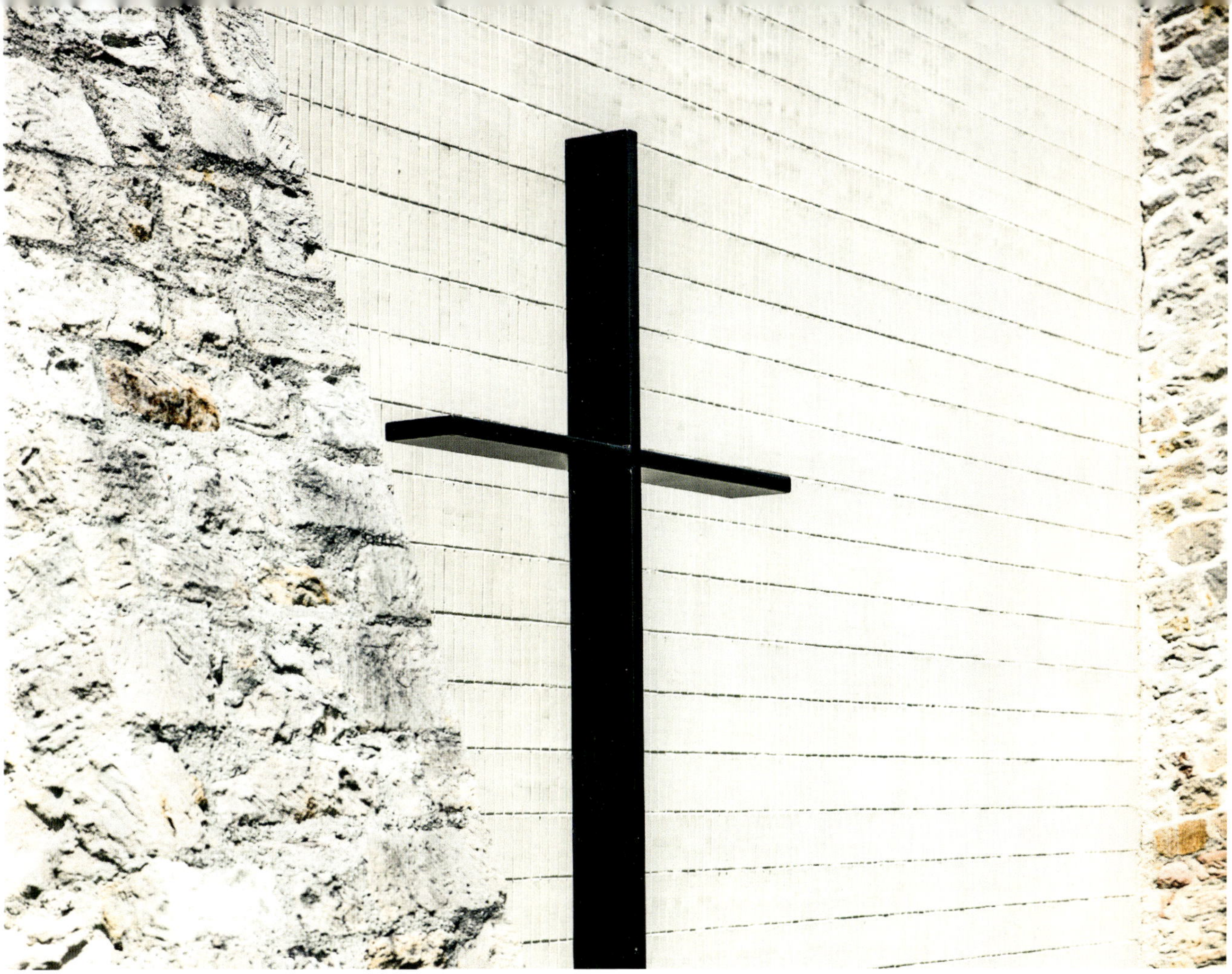

wörtlich übermenschlich, denn sie war direkt von Gott geschenkt: Mein Vater war ein zutiefst gläubiger Mensch, fest verwurzelt im christlichen Glauben, von unglaublicher Stärke und Aufrichtigkeit, selbst dann noch, als er nicht mehr stehen konnte. Er stand allerdings immer fest im Gebet und nahm damit auch bis zum Schluss Einfluss auf die Welt.

Ich bin sehr dankbar für die Erfahrung, dass ich bei ihm sein konnte, als er gestorben ist. Ich habe zwar noch versucht, ihn wiederzubeleben, als er morgens am Tisch zusammengebrach, aber am Ende hatte er einfach keine körperliche Kraft mehr. Es war für mich eine überaus wichtige und berührende Erfahrung, dass er seinen letzten Atemzug in meinen Armen getan hat. Dadurch hatte sein Tod, bei all dem Schmerz, den ich empfunden habe, etwas Persönliches und sehr Intimes. Er war da, als ich auf die Welt gekommen bin, und ich durfte dabei sein, als er von dieser Welt gegangen ist. Es wäre für mich viel schlimmer gewesen, einen Anruf aus dem Krankenhaus zu bekommen, mit dem Gefühl, dass er am Ende allein war.

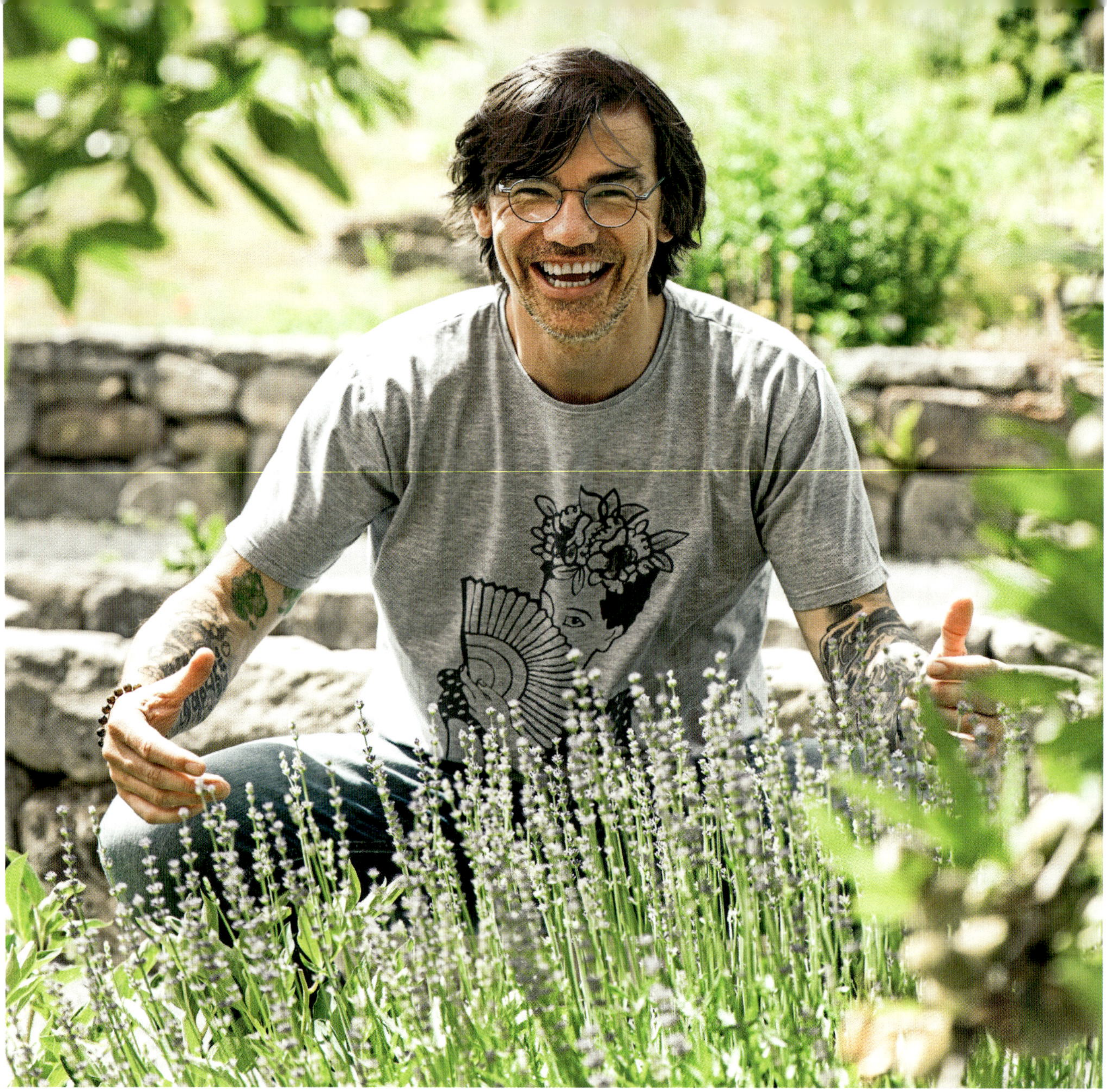

Dieses intensive Erlebnis hat mich noch mehr in meinem Glauben bestärkt. Es ist schwer zu beschreiben, was in einem solchen Moment mit einem passiert. Man schöpft dabei Kraft aus einer viel größeren Quelle. Ich empfand weder Wut noch Ärger, sondern vielmehr Dankbarkeit für seine Stärke und dass wir auch den Mut hatten, ihn gehen zu lassen. Auch wenn es seltsam klingt: Ich fühle die Verbindung zu meinem Vater heute oft stärker und intensiver als zu seinen Lebzeiten. Gott sei Dank!

Genau das meint die oben zitierte Textstelle von Paulus: dass Gott seine Stärke in den Schwachen zeigt. Die Geschichte meines Vaters verdeutlicht aber auch die elementare Erfahrung, dass Glaube nicht grundsätzlich vor Krankheit schützt. Mein Vater war Messdiener, Küster und stark im Gebet verankert und trotzdem bekam er diesen seltenen Knochenkrebs. Der tiefe Glaube meines Vaters hat ihn vor dieser letztendlich tödlichen Krankheit nicht bewahren können.

Gläubig und spirituell zu sein ist keine Garantie für ewige Gesundheit und ein langes Leben. Vor allem ersetzt der Glaube nicht den gesunden Menschenverstand. Mit 200 Stundenkilometern über rote Ampeln zu fahren oder jahrelanger Drogen- und Alkoholkonsum kann auch für gläubige Menschen schwerwiegende Folgen haben. Glauben funktioniert nicht in Form einer Handelsbeziehung nach dem Motto »Biete regelmäßiges Beten, Spenden und Kirchgang gegen ewige Gesundheit.«

Was Glauben bewirken kann, ist, das eigene Leben und damit auch Krankheiten in einem größeren Zusammenhang zu betrachten und weitere Aspekte des Lebens zu hinterfragen. Was ist meine Berufung? Wo liegen meine Talente und wie kann ich diese für ein liebevolles Miteinander einsetzen? Solche Überlegungen sind vom körperlichen Befinden unabhängig, aber elementar wichtig, wenn es um Heilung geht.

Brückenschlag zum Ayurveda

Wie oben bereits angedeutet, ist die Vorstellung von Krankheit als willkürliche Strafe Gottes ein weitverbreiteter Irrglaube, der sich durch die Jahrtausende bis heute gehalten hat. Welcher Vater oder welche Mutter lässt ihre Kinder bewusst leiden oder bestraft sie aus reinem Zorn?

Die Frage von persönlicher Schuld im Zusammenhang mit Krankheit darf sich nie stellen. Klar wurde dies unter anderem, als die ersten Aids-Fälle in den 1980er-Jahren bekannt wurden: Es gab Stimmen, die behaupteten, Aids bekommt man nicht, Aids holt man sich. Was aber war dann mit den vielen Menschen, die sich völlig unwissend und ahnungslos angesteckt hatten? Für manch andere Leiden mag der Satz gelten; wer zum Beispiel jahrelang exzessiv Alkohol konsumiert, raucht, Drogen nimmt und sich nicht bewegt, kann schwerwiegend erkranken. Erkrankungen wie eine Leberzirrhose oder Lungenkrebs fallen nun einmal nicht vom Himmel, sondern bedürfen in den meisten Fällen aktiver Mitwirkung.

Verantwortung statt Schuld

An dieser Stelle schließt sich der Kreis zur Philosophie des Ayurveda: Nach ihr besteht die Ursache vieler Krankheiten darin, gegen die eigene - göttliche - innere Weisheit zu handeln. Im Ayurveda geht man von einer grundsätzlich in jedem Menschen vorhandenen göttlichen Kraft und von der Notwendigkeit aus, aktiv positiv und gesundheitsfördernd zu handeln. Es geht also auch im Ayurveda nicht um Schuld, sondern um Eigenverantwortung. Wir selbst haben es in der Hand, heil zu werden.

Die Schuldfrage ergibt in den meisten Fällen keinen Sinn, wie wirklich schwerwiegende Schicksale deutlich zeigen – wenn zum Beispiel kleine Kinder an Krebs erkranken oder bei Unfällen ums Leben kommen. Krankheit und Leid haben keinen erkennbaren Sinn, es ist völlig sinnlos, dass wir Menschen leiden. Ähnlich sah es damals schon Paulus, der sich bei Gott massiv darüber beschwerte. Von einer anderen Seite betrachtet, könnte man aber auch die Frage stellen: Wenn Krankheit keinen Sinn ergibt, kann dann aber nicht vielleicht ein Nutzen, eine Botschaft, in ihr stecken? Paulus schreibt, dass er sich dadurch nicht mehr so wichtig genommen hat. Es hat ihm sogar den Kopf zurechtgerückt: »Jetzt trage ich meine Schwäche gern, ja, ich bin stolz darauf, weil dann Christus seine Kraft an mir erweisen kann.« (2. Korinther 12, 7–9)

Im Leid kann man sich jederzeit an Gott wenden, denn Gott ist nach christlichem Verständnis der Arzt und ein Gebet ist in diesem Moment das Arzt-Patienten-Gespräch. Beten ist erwünscht, denn Gespräche mit dem Therapeuten sind schließlich die Grundvoraussetzung jeder Behandlung. Es ist wenig sinnvoll, zum Zahnarzt zu gehen und sich dann dort zu weigern, den Mund aufzumachen. Man sollte dem Zahnarzt schon deutlich sagen, wo es wehtut.

Beten hilft

Unsere Welt hat sich grundlegend verändert. Wenn Jesus heute leben würde, müsste er sich um viele körperliche Gebrechen keine Gedanken mehr machen, da sich auf dem Gebiet der Medizin in den letzten 2000 Jahren einiges getan hat. Als Seelsorger wäre sein Terminkalender allerdings prall gefüllt, und er und seine zwölf Kollegen hätten alle Hände voll zu tun.

Millionenschwere Geräte stehen in unseren Krankenhäusern, aber sie können die Menschen nicht von ihren Ängsten und Sorgen befreien: Was bringt die Untersuchung? Wird die OP gut verlaufen? Bin ich danach wieder vollständig gesund? Für all diese Fragen und Ängste ist Gott ein sehr guter Ansprechpartner: Beten hilft auch heute noch, und Nebenwirkungen sind auch keine bekannt. Kein Seelsorger verteilt nach einer stärkenden Krankensalbung Beipackzettel und weist auf Nebenwirkungen hin.

Unzählige Aufzeichnungen und sogar wissenschaftliche Studien belegen, dass Beten im Krankheitsfall lindernd wirken kann. Wenn die Krankheit auch nicht immer vollständig verschwindet, kann ein Gebet doch das Nervensystem beruhigen und so dem Patienten zu mehr Kraft und Stärke verhelfen. Übrigens verschreiben Ärzte manchmal Medikamente, um genau diesen beruhigenden Effekt bei Patienten zu erzielen. Zusammenzucken lässt mich allerdings die Aussage, Beten sei das Mittel zur wundersamen Heilung. Durch einmaliges Handauflegen oder inbrünstiges Weihrauchgewedel ist

noch kein Krebs verschwunden. Das war auch nicht der Auftrag von Jesus im Sinne von umfassender Heilung.

Aus der Erfahrung mit meinem Vater und auch aus eigener Erfahrung kann ich sagen, dass Beten nicht nur dem Betenden, sondern weit darüber hinaus hilft. Es ist nicht leicht, dies mit den Möglichkeiten unseres Geistes zu begreifen, geschweige denn wissenschaftlich nachzuweisen oder unter einem Mikroskop zu sehen. Dafür müsste man schon tiefer in die Quantenphysik einsteigen. Der Nobelpreisträger Niels Bohr hatte ein umgedrehtes Hufeisen an der Wand. Auf die Frage eines Journalisten, ob er abergläubisch sei, entgegnete der Physiker: Selbstverständlich nicht – aber es helfe auch, wenn man nicht daran glaube.

Erstaunlich und für mich unverständlich ist übrigens in diesem Zusammenhang, dass Wissenschaftler mentale Fluchtreflexe zeigen, sobald das Thema Wirkung des Gebets erwähnt wird.

Stärkende Rituale

In unserer christlichen Tradition ist eine tiefe Hinwendung zum Kranken verwurzelt, selbst dann, wenn es keine Aussicht auf Heilung gibt. Die Krankensalbung ist ein schönes Beispiel dafür. Sowohl während meiner Zivildienstzeit im Krankenhaus als auch bei meinem Vater, der regelmäßig die Krankensalbung erhalten hat, konnte ich erleben, wie positiv und stärkend solche rituellen Handlungen für den Betroffenen sind.

Was der Wissenschaft den Umgang mit Gebet und Heilung so schwer macht, ist natürlich, dass Heilungen nicht beliebig wiederholbar und somit willkürlich sind. Wunderheilungen treten immer nur im Einzelfall auf, deshalb gibt es wahrscheinlich auch kein Beten auf Rezept. Der massentaugliche Beweis fehlt immer noch. Trotzdem sollten und dürfen wir vielleicht nicht schon im Vorfeld die Möglichkeit von Wundern kategorisch ausschließen, denn sie passieren immer wieder.

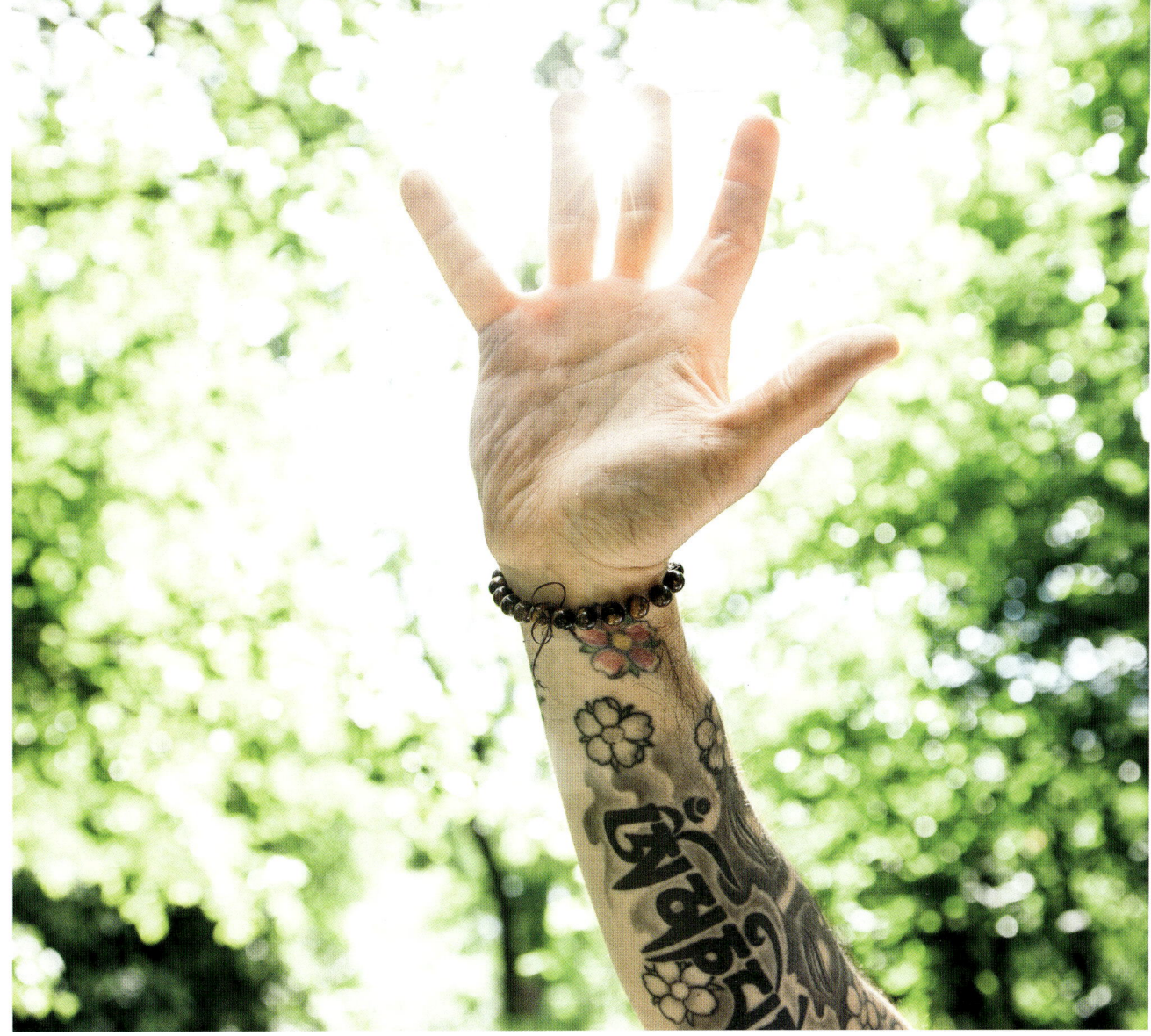

Millionen von Menschen pilgern jedes Jahr zu den heiligen Plätzen der Welt, und nur ein Bruchteil wird, wenn überhaupt, von seinen Gebrechen erlöst. Dennoch geschieht mit jedem, der sich auf den Weg zu sich selbst und seiner eigenen Heilung begibt, eine Veränderung. Ein wirklich schönes Beispiel für einen kraftvollen Pilgerort ist Lourdes in Südfrankreich, an dem bei der täglich stattfindenden Lichterprozession Tausende Menschen zum Gebet zusammenkommen.

Ich selbst bin ein großer Benediktiner-Fan, und eine bereichernde Erfahrung, die ich jedem herzlich empfehlen kann, ist ein Besuch der abendlichen Vesper in der Abtei Einsiedeln in der Schweiz. Vor der Nachtruhe ziehen die 80 Mönche in die Gnadenkapelle, um dort das lateinische Salve Regina zu singen. Während dieses Gesangs mit geschlossenen Augen tief in sich hineinzuspüren ist eine kraftvolle und innige Erfahrung. Selbst Hardcore-Atheisten verspreche ich hier ein ganz besonderes Erlebnis.

Wir werden es wohl kaum schaffen, Krankheiten von diesem Planeten komplett verschwinden zu lassen. Aber ein Weg wäre, sich in das tiefe Bewusstsein zu entspannen, dass wir geliebt und getragen werden, uns diesen Krankheiten stellen und sie annehmen können. In jedem Menschen schlummert eine Kraft, die nicht von dieser Welt, aber für uns alle zugänglich ist. Diese Kraft bewirkt, dass wir uns und Gott auf dem Weg der Heilung ein großes Stück näher kommen.

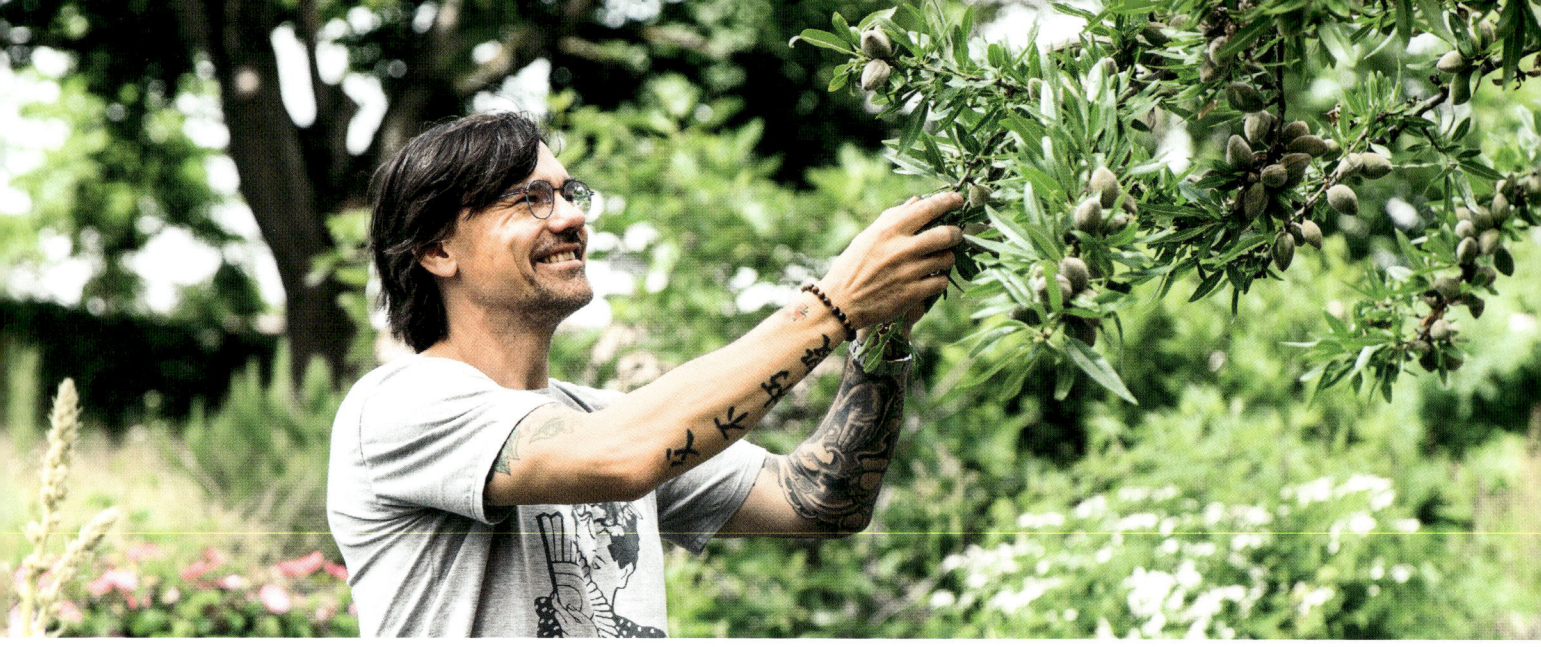

Verbundenheit mit der Natur

Seid daher klug wie die Schlange und arglos wie die Tauben. (Matthäusevangelium 10, 16)

Mach dir die Weisheit und die Intelligenz der uns umgebenden Mutter Natur bewusst. Es ist die Intelligenz, die vollbringt, was unser rationaler Verstand niemals leisten könnte: Sie lässt unser Herz schlagen und unser Blut zirkulieren, sie verdaut unser Essen, heilt unsere Wunden, regeneriert jeden Tag Millionen von Zellen und baut unsere Abwehrkräfte auf. Während all dieser unglaublich und unfassbar perfekt aufeinander abgestimmten Prozesse ist unser Verstand mit anderen Dingen beschäftigt.

Der Verstand ist das Steckenpferd der westlichen Zivilisation: Wir, die wir uns für fortschrittlich und modern halten, haben im Laufe der Zeit die Intelligenz des Verstandes kultiviert. Im Verlauf der letzten Jahrhunderte fanden wir immer ausgefeiltere Methoden, der Natur nachzuhelfen und uns damit Schutz, Sicherheit, längere Lebenszeit, Komfort und schnellere Fortbewegung zu verschaffen – alles Dinge, die einfachen Völkern komplett unbekannt sind. Die besondere Herausforderung liegt jetzt darin, die Arglosigkeit der Taube wieder für uns zu entdecken, ohne dabei die Klugheit der Schlange zu verlieren. Wie können wir das bewerkstelligen? Vor allem durch eine ganz elementare Einsicht: Der gewaltsame Versuch, die Natur zu beeinflussen, schadet uns selbst, denn die Natur ist unser aller Sein. Es ist, als würden wir uns selbst ohrfeigen oder bewusst mit dem Schienbein an die Tischkante laufen – und uns wundern, dass es schmerzt. Damit verlieren beide Seiten, Mensch und Natur. Anstatt schöpferische Kraft und Lebendigkeit zu entwickeln, verstricken wir uns in Konflikte und erleben innere Zerrissenheit. Die Lösung ist, unser Sein im Einklang mit der uns umgebenden Natur zu verbessern. Wie schaffen wir das?

Gewaltlose Veränderungen

Stelle dir ganz konkret eine Veränderung vor, die du in deinem Leben erreichen und erfahren möchtest. Wenn wir etwas verändern wollen, wie gehen wir vor? Wir versuchen oft, Veränderung zu erzwingen – durch Belohnung oder Strafe, Disziplin und Kontrolle, Glaubenssätze und Schuldgefühle, Gier und Stolz, Ehrgeiz und Eitelkeit –, anstatt sie mit Empathie, wachem Bewusstsein, liebevoller Ge-

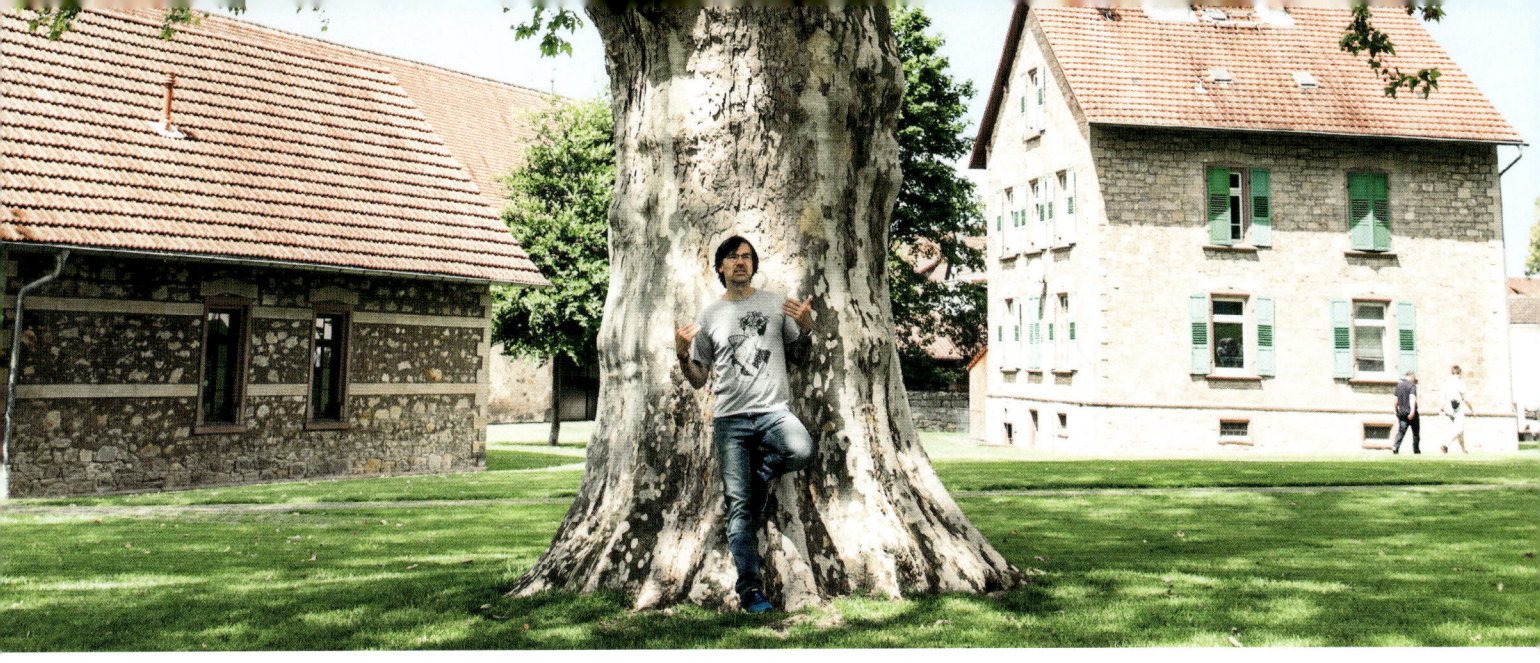

duld oder Entgegenkommen herbeizuführen. Würde Veränderung gelingen, wenn dein Ego sie dir mit Gewalt und Willen aufzwingt? Wie fühlt sich dieser Gedanke für dich an? Das wäre die Schlange, der Verstand, die versucht, die Taube, das Gespür, zu töten.

Bist du bereit, deinen momentanen Zustand und deine Probleme zu betrachten, ohne etwas mit Gewalt verändern oder durchsetzen zu wollen? Willst du zur Abwechslung versuchen, wie es sich anfühlt, Veränderungen zuzulassen, die im Einklang mit deiner Natur stehen?

Die Intelligenz der Natur

Stelle dir bewusst deinen Körper vor und vergleiche ihn mit dem Körper deines Lieblingstiers in seiner natürlichen Umgebung. Dein Lieblingstier hat niemals Übergewicht, Burn-out oder Rheuma, es ist auch niemals angespannt, es sei denn, es geht um Leben und Tod. Ein Tier isst und trinkt nicht, was ihm nicht bekommt, und verletzt sich nicht bewusst selbst. Dein Lieblingstier hat alle Ruhe, die es braucht, und befindet sich stets im Einklang mit der Natur und allen Elementen. Das Tier hört auf seinen Körper und lässt es zu, von der Intelligenz der Natur geführt zu werden.

Was würde dein Körper sagen, wenn er sprechen könnte? Wir sind ganz oft von unserer törichten, überheblichen Klugheit benebelt. Unsere Seele ist von Gier, Ehrgeiz, Wichtigtuerei und Imponiergehabe unterdrückt, unser Körper ist betäubt, während wir dem nachjagen, was unser Ego als Ziel vorgibt. Wir haben über all dem die Arglosigkeit der Taube verloren.

Neue Wurzeln schlagen

Frage dich jetzt ganz bewusst, wie sehr du noch mit Mutter Natur verbunden bist. Wie weit bist du noch verbunden mit den Bäumen, dem Gras, dem Wind, der Sonne, dem Regen, den Tieren? Setzt du dich der Natur noch aus? Wie oft kommunizierst du mit der Natur und staunst über ihre Schönheit? Spürst du noch, dass du ein Teil davon bist? Wie steht es um die Beziehung zu deiner eigenen Natur?

Wenn wir uns der Natur um uns herum und unserer eigenen Natur zu lange entziehen, geht uns wie einem entwurzelten Baum ganz wichtige Lebenskraft verloren. Wir kommen nicht mehr in unsere schöpferische Kraft, und unser Geist verliert seine Wachheit und Kreativität. Deshalb wünsche ich dir ganz viel Mut, deine eigene Natur wiederzuentdecken: Geh raus und verbinde dich!

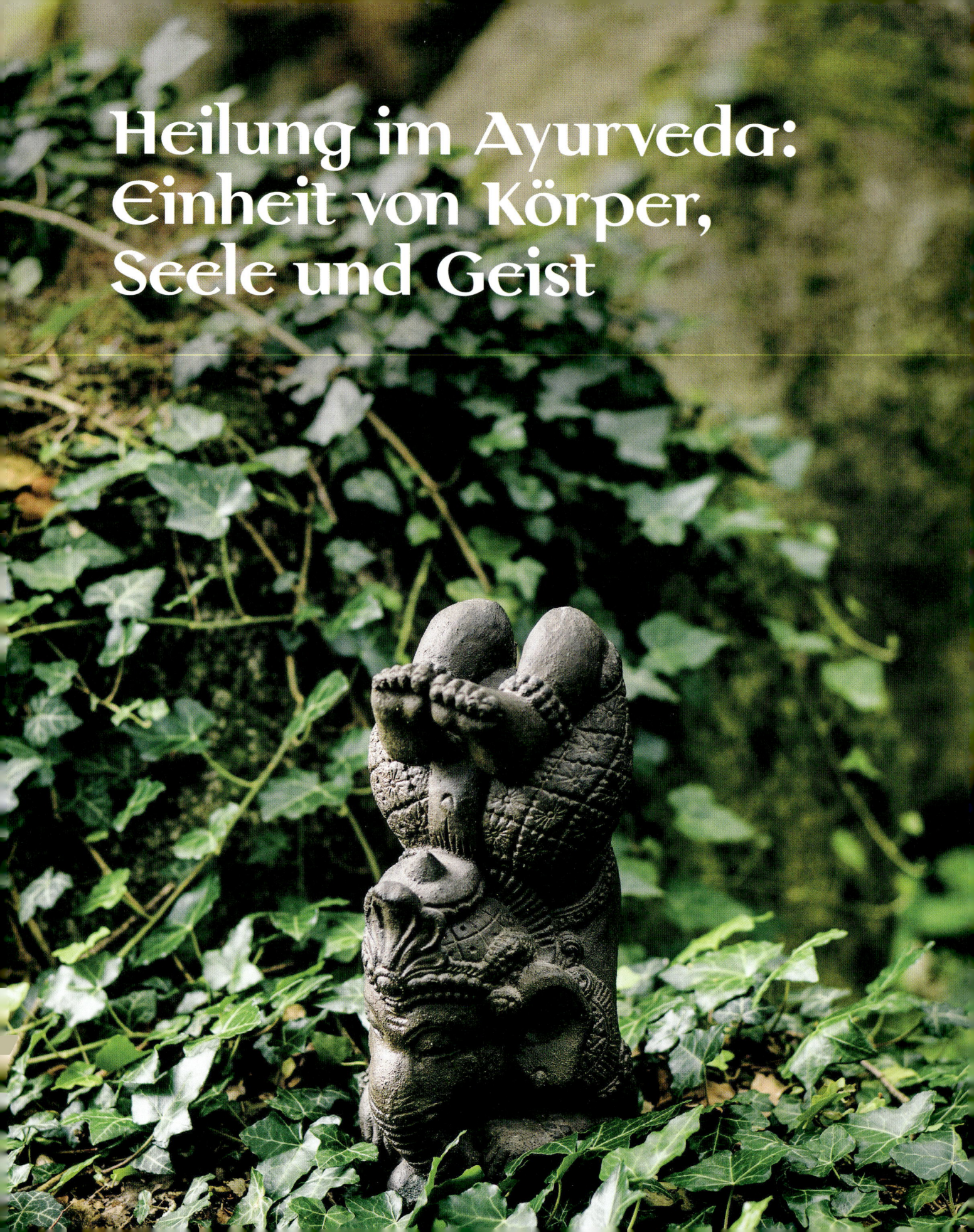

Heilung im Ayurveda: Einheit von Körper, Seele und Geist

Ayurveda –
eine Einführung

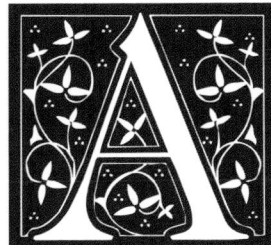yurveda bedeutet wörtlich übersetzt »die Wissenschaft vom Leben«. Sie ist als Teil der »vedischen Wissenschaft« entstanden. Die vedischen Schriften bestehen aus Grundlagenwerken ähnlich der christlichen Bibel, gehen aber in ihrem Umfang weit über diese hinaus.

Die vedischen Wissenschaften gliedern sich in folgende Bestandteile:

- Der Ayurveda widmet sich dem gesunden Leben und dessen Verlängerung und der Prävention sowie der Therapie von Erkrankungen. Die Analyse astronomischer Aufzeichnungen in den vedischen Texten hat ergeben, dass Ayurveda bereits im 4. Jahrtausend vor Christus praktiziert wurde.
- Vastu ist die Mutter des Feng-Shui. Dieser Wissenszweig befasst sich mit der Ausrichtung von Wohngebäuden nach den Himmelsrichtungen. Der individuelle Wohnungsgrundriss bis hin zum optimalen Schlafplatz werden unter Berücksichtigung der Elemente berechnet.
- Jyotisha ist die vedische Astrologie. Dieser Wissenszweig befasst sich mit der Berechnung von Horoskopen. Auch günstige Zeitpunkte, zum Beispiel für Eheschließungen oder Geschäftseröffnungen, werden durch die Astrologen ermittelt.
- Yoga dient der spirituellen Weiterentwicklung des Menschen. Mit sehr strengen Anweisungen wird der Schüler angeleitet, dem Achtfachen Pfad des Yoga zu folgen.

Durch die Verbreitung der vedischen Kultur gelangte Ayurveda im Osten bis nach Indonesien und im Westen bis nach Griechenland. So wurde Ayurveda zur Grundlage für traditionelle Heilsysteme in Tibet, Sri Lanka und anderen buddhistischen Ländern und beeinflusste so sogar die chinesische Medizin.

Der größte Teil des uns heute bekannten ayurvedischen Wissens stammt von Charaka (vermutlich 1. bis 2. Jahrhundert nach Christus), einem berühmten ayurvedischen Arzt. Seine Schüler haben nach seinem Tod sein Wissen gesammelt und niedergeschrieben. So sind drei Bücher entstanden. Diese drei Bücher nennt man Samhita (Schriftensammlung). Sie sind in Sanskrit abgefasst, der Gelehrtensprache des alten Indiens. Aus dem ersten Buch stammt dieses Zitat:

»Ayurveda ist das Wissen darüber, was angemessen und unangemessen ist, welche Lebensbedingungen glücklich oder traurig sind, was sich günstig oder ungünstig im Hinblick auf ein langes Leben auswirkt, und es ist auch das Maß des Lebens selbst.«
Charaka Samhita I, 41

Damit ist gemeint: Ayurveda unterscheidet zwischen den Dingen, die dem Leben förderlich sind, und den Dingen, die dem Leben schaden. Dies bezieht sich auf die Lebensweise des Menschen, seine Ernährung und sein Verhalten. Im Folgenden ein paar Beispiele: Bekommt ein Mensch dauerhaft zu wenig Schlaf, wird dies seiner Gesundheit nicht förderlich sein. Isst er zu viel und zu fett und trinkt zu viel Alkohol, wird auch dies nicht zuträglich sein, ebenso, wenn sein Stresslevel im Alltag über längere Zeit zu hoch ist. Es ist dann nur eine Frage der Zeit, wann der Mensch erkrankt.

Das Grundverständnis der Ayurveda-Medizin

Grundsätzlich betrachtet Ayurveda den Menschen als eine Einheit von Körper, Seele und Geist, wobei die Individualität des Patienten im Mittelpunkt steht. Die beiden wichtigsten Säulen sind die Prävention und die Psychosomatik. Die einzelnen Bausteine und Maßnahmen innerhalb einer Therapie sind zwar äußerst vielfältig, im Kern allerdings recht einfach; sie basieren auf den Prinzipien der Natur und sind nur ganz selten invasiv.

Synergien spielen im Ayurveda eine herausragende Rolle, denn erst durch die passende Kombination von verschiedenen Methoden entfaltet sich die volle Wirksamkeit der Therapie. Damit umfasst ein Therapieplan im Ayurveda oft eine Vielzahl von Maßnahmen, die bei Weitem über das hinausgehen, was im Allgemeinen unter klinischer Methodik verstanden wird.

Der Förderung und Erhaltung der Gesundheit schenkt man im Ayurveda genauso viel Aufmerksamkeit wie der Behandlung von Krankheiten, denn beides sind Ziele der Ayurveda-Medizin. In der Historie des Ayurveda haben sich ein umfassendes Wissen, eine spezifische Diätetik und eine konkrete Ordnungstherapie entwickelt. Damit kann vor allem der Betroffene selbst großen Einfluss auf seine Gesundheit und den Heilungsverlauf nehmen.

Die Individualität des Patienten spielt in der Therapie eine große Rolle. Die Unterschiede auf körperlicher und seelischer Ebene werden stets berücksichtigt und sind integraler Teil der Therapie. Denn ohne die Berücksichtigung der Stoffwechselleistung, Interessen, Neigungen, Anfälligkeit, mentalen Stabilität und Reaktionen auf die verschiedenen Methoden wird dauerhafter therapeutischer Erfolg kaum möglich sein. Damit kommt Ayurveda dem Wunsch vieler Menschen nahe, als Individuum wahrgenommen und behandelt zu werden. Dementsprechend gibt es im Ayurveda keine Standardtherapien, und selbst bei gleicher Symptomatik werden oft unterschiedliche Methoden angewendet. Hierin liegt mit Sicherheit eine der größten Herausforderungen im Sinne der Annäherung des Ayurveda an die moderne Medizin.

Ayurvedische Anatomie

Im Ayurveda wird davon ausgegangen, dass es drei grundlegende Energien in unserem Körper gibt. Diese werden oft als Bioenergien oder Konstitutionstypen bezeichnet, der ayurvedische Begriff für diese Energien lautet Dosha. Sind die Bioenergien oder Doshas aus dem Gleichgewicht geraten, entsteht Ungleichgewicht im Körper, damit zunächst eine Vorstufe von Krankheit und, wird das Gleichgewicht nicht wiederhergestellt, Krankheit. Die drei Doshas heißen Vata, Pitta und Kapha. Sie werden den fünf Elementen Luft, Äther (Raum), Feuer, Wasser und Erde zugeordnet.

Am einfachsten lassen sich die Doshas mit den drei Grundfarben vergleichen (siehe Abbildung): Aus Gelb, Rot und Blau lassen sich unendlich viele Farbkombinationen mischen. Genauso ist es auch mit den Doshas, denn diese drei Bausteine sind Grundlage für alles, was auf der Welt existiert. So ist Ayurveda ein wirklich universelles Prinzip, das überall funktioniert, da die Welt aus den gleichen Bausteinen in unterschiedlichen Mischverhältnissen besteht.

Das ist ein ganz elementarer Aspekt auf dem Weg zum Verständnis, warum man was im Ayurveda auf genau diese Art und Weise tut, wie man die Welt sieht und letztendlich warum Ayurveda eine

Methode ist, die funktioniert. Auch wenn die Methoden oft erschreckend banal erscheinen mögen, geht es vor allem um intelligentes, angemessenes und verständnisvolles Handeln.

Die drei Doshas

Vata wird den Elementen Luft und Äther zugeordnet. Übersetzt bedeutet Vata: »Das, was die Dinge bewegt.« Damit sind alle Bewegungen im Organismus gemeint, auch die mentale oder geistige Balance des Menschen. Bewegungen im menschlichen Organismus sind unter anderem die Atmung sowie die Herz- und die Darmtätigkeit. Ohne Vata ist menschliches Leben nicht möglich.

Pitta gehört zu den Elementen Feuer und Wasser und bedeutet: »Das, was die Dinge verdaut.« Damit ist sowohl jeglicher Stoffwechselvorgang im Organismus gemeint als auch die mentale Verdauung, also die geistige Verarbeitung aller aufgenommenen Informationen.

Kapha ist mit den Elementen Erde und Wasser verbunden. Die Sanskrit-Bedeutung dieses Wortes meint: »Das, was die Dinge zusammenhält.« Kapha sorgt für Substanz, das heißt, es bildet den größten Teil unseres Körpergewebes, zum Beispiel die Körperschmierung zwischen den Gelenken und Organen.

Hier noch einmal die Zuordnung der Doshas zu den Elementen:

Vata: Äther und Luft
Pitta: Feuer und Wasser
Kapha: Erde und Wasser

Jedem Dosha werden spezielle Eigenschaften zugeschrieben. Vata ist das wichtigste der drei Doshas. Vata-Störungen haben meist ernsthaftere Folgen als die der beiden anderen Doshas.

Auf Seite 28 findest du einen tabellarischen Überblick über die Eigenschaften der einzelnen Doshas.

Doshas und Körperregionen

Den Doshas werden auch bestimmte Körperregionen zugeordnet. Vata befindet sich im Dickdarm sowie in der Taille, den Hüften, den Ohren, den Knochen und den Tastkörperchen der Haut. Pitta befindet sich im Dünndarm sowie in den Augen und der Verdauungskraft. Kapha befindet sich im Magen und im Atmungstrakt sowie in der Schmierung der Gelenke.

Alle drei Doshas sind in unterschiedlicher Verteilung in jedem Menschen enthalten, es gibt selten reine Ausprägungen. Im Ayurveda interessiert sich der Arzt dafür, in welchem Verhältnis die Doshas zueinanderstehen. Er findet anhand der Erkrankung oder des Beschwerdebildes heraus, welches Dosha sich im Ungleichgewicht befindet. Ungleichgewicht bedeutet, dass ein oder mehrere Doshas erhöht sind. Der Therapeut verordnet spezielle ayurvedische Kräutertabletten und Ölanwendungen, um das gesunde Dosha-Verhältnis wiederherzustellen. Ergänzt wird dies durch Ernährungsvorschläge, die helfen, die Balance wiederzuerlangen.

Es werden traditionell sieben Konstitutionstypen unterschieden: Vata, Pitta, Kapha, Vata-Pitta, Vata-Kapha, Pitta-Kapha und Vata-Pitta-Kapha (Tridosha). Im Westen hat sich die Schreibweise verbreitet, immer das höchste Dosha zuerst zu nennen. Damit entstehen zehn Kombinationen und nicht nur sieben. Es kommen also noch hinzu: Pitta-Vata, Kapha-Vata und Kapha-Pitta.

Die Doshas und ihre Eigenschaften

Vata

Trocken
Vata-dominierte Menschen haben oft eine trockene Haut, trockene Lippen sowie trockene Schleimhäute und neigen zu Verstopfung (Trockenheit im Dickdarm), Schwäche sowie Störungen des Nervensystems.

Kalt
Vata-dominierte Menschen frieren leicht, sie haben oft eiskalte Hände und Füße und fühlen sich im Winter nicht wohl.

Leicht
Vata-dominierte Menschen haben ein gutes Kurzzeitgedächtnis, ihnen fällt es leicht, sich Dinge zu merken. Aber leider vergessen sie diese auch schnell wieder.

Rau
Die raue Eigenschaft zeigt sich auf der Haut, den Nägeln, den Lippen und den Fußsohlen.

Beweglich/antreibend
Vata-dominierte Menschen bewegen sich sehr gerne, sie sind oft ruhe- und rastlos. Auch ihre Sprache ist schnell, oft sogar hektisch.

Feinstofflich
Das ätherische Element spiegelt sich in ihrem Interesse für Esoterik wider.

Klar
Vata-dominierte Menschen haben oft klare Visionen. Aber auch Körperabsonderungen sind hier gemeint, etwa klarer Schleim aus der Nase bei Schnupfen.

Pitta

Leicht ölig
Bei Pitta-dominierten Menschen ist die Haut leicht ölig, sie müssen sich kaum eincremen. Auch Haare und Schleimhäute haben diese Eigenschaft.

Heiß/erhitzend
Pitta-dominierten Menschen ist schnell warm und sie vertragen direkte Sonneneinstrahlung nicht gut. Auch im Winter frieren sie selten.

Leicht
Pitta-dominierte Menschen haben eine rasche Auffassungsgabe und können sich leicht entscheiden.

Sauer
Pitta-dominierte Menschen mögen saure Speisen, auch scharf und salzig bevorzugen sie. Der Körpergeruch kann säuerlich sein.

Beweglich
Pitta-dominierte Menschen bewegen sich gerne. Bei Bewegungsmangel gerät das Pitta-Dosha leicht ins Ungleichgewicht. Sie sind meist keine guten Verlierer im Sport.

Durchdringend/scharf
Der Pitta-Typ verfügt meist über einen scharfen Verstand. Doch auch sein Körpergeruch kann scharf und durchdringend sein.

Flüssig
Pitta-dominierte Menschen schwitzen leicht. Der Schweiß ist flüssig und nicht klebrig.

Kapha

Ölig
Die Haut ist eher fettig. Die fettigen Haare gehören ebenfalls zu diesem Dosha, wobei die Ausprägung unterschiedlich ist.

Kühlend/kalt
Kapha-dominierte Menschen sind nicht so kälteempfindlich wie Vata-dominierte Menschen. Die Hautoberfläche ist oft kühl, ohne dass ihnen kalt ist.

Schwer
Das Prinzip der Schwere ist in diesen Menschen vorhanden. Oft tun sie sich auch schwer mit Entscheidungen.

Weich/glatt
Die Kapha-Haut ist weich/glatt und gleicht oft einer Pfirsichhaut.

Stabil/statisch/unbeweglich
Sie sind in ihrer Meinung sehr stabil, gewissenhaft und oft unbeweglich. Für Neuerungen sind sie nicht unbedingt zu haben, dafür sind sie absolut zuverlässig.

Langsam/träge
Diese Menschen genießen es, alles etwas langsamer angehen zu lassen. Sie verabscheuen Hektik. Das träge Prinzip führt dazu, dass sie sich oft nicht aufraffen können, besonders zu sportlichen Aktivitäten.

Schleimig
Der Kapha-Typ neigt zu Erkrankungen mit Verschleimungen. Das schleimige Prinzip findet sich in Form der Gelenkschmierung bei den Gelenken, die reibungslose Bewegung ermöglicht.

Doshas und Tageszeiten

Der Tag und die Nacht werden in jeweils drei Teile gegliedert, und diese Teile werden den einzelnen Doshas zugeordnet. Es handelt sich hier um ganz normale Abläufe, die nichts mit Erkrankungen zu tun haben. Ist eine Erkrankung einem erhöhten Vata zuzuschreiben, wird es dem Kranken in der Vata-Tageszeit schlechter gehen.

Das Vata-Dosha erhöht sich von 14 bis 18 Uhr und nachts zwischen 2 bis 6 Uhr. Vata-dominierten Menschen tut es gut, zwischen 14 und 18 Uhr einen kleinen salzigen Snack zu essen. Klagt ein Mensch über Schlaflosigkeit zwischen 2 und 6 Uhr, kann es an einer Vata-Störung liegen.

Das Pitta-Dosha ist am Tag von 10 bis 14 Uhr und in der Nacht von 22 bis 2 Uhr erhöht. In der Mittagszeit ist die Verdauungskraft bei allen Menschen am höchsten. Deshalb sollte die Hauptmahlzeit des Tages auch um diese Zeit eingenommen werden. Geht man nach 22 Uhr ins Bett, kann man durch das Hineingleiten in die Pitta-Zeit noch einmal richtig wach werden. Viele kennen das: Bis 22 Uhr hat man sich mit Mühe wach gehalten und danach ist man auf einmal wieder putzmunter.

Die Kapha-Tageszeit ist am Morgen von 6 bis 10 Uhr und am Abend von 18 bis 22 Uhr. Schläft man morgens zu lange – also bis in die Kapha-Zeit (um 6 Uhr!) hinein, ist man oftmals den ganzen Tag träge und kommt nicht so richtig in Gang. Isst man abends in der Kapha-Zeit, liegt das Essen schwerer im Magen als zur Mittagsstunde. Die Verdauung ist um diese Zeit träge.

Doshas und Lebensalter

Auch die verschiedenen Lebensalter spiegeln sich in den Dosha-Qualitäten. In der Kindheit ist Kapha ausgeprägt. Hier stehen Wachsen und Gedeihen, Essen und Schlafen im Vordergrund. Ab der Pubertät bis Ende 40, Mitte 50 rückt Pitta in den Vordergrund. Man bezeichnet es oft als die Sturm-und-Drang-Zeit des Menschen, es geht ums Erwachsenwerden. Der Mensch findet seinen beruflichen Weg und/oder gründet eine Familie. Bei Frauen beginnt die Vata-Zeit sehr oft gleichzeitig mit der Menopause; Ähnliches passiert übrigens auch bei Männern, es kann sich nur anders äußern, und die Symptome sind weniger eindeutig als bei Frauen. In dieser Phase kann man sich gestärkt durch die Bewegung von Vata zu neuen Ufern aufmachen, kann Neues wagen, dem Leben noch mal eine ganz andere Richtung geben und von der eigenen Lebenserfahrung profitieren. Wenn das Vata-Dosha entgleist, kann sich das im Alter allerdings auch durch die Zunahme von Schmerzen, Schlaflosigkeit, Angst und Kummer zeigen.

Doshas und Geschmacksrichtungen

Wir unterscheiden im Ayurveda sechs Geschmacksrichtungen, denen die Elemente zugeordnet werden. Wichtig für die Balancierung der Doshas sind die Eigenschaften des jeweiligen Geschmacks.
Ein Beispiel: Zu Kapha gehören die Elemente Erde und Wasser. Beide finden wir bei der Geschmacksrichtung süß. Will man Kapha reduzieren, muss man diese Geschmacksrichtung reduzieren oder vermeiden (siehe auch S. 34: Die sekundäre Verdauung).

Die andere Herangehensweise ist diejenige über die Eigenschaften: Kapha hat unter anderem folgende Eigenschaften: kalt, schwer, ölig. Diese Eigenschaften werden der Geschmacksrichtung süß zugeordnet.

Geschmack	Wesentliche Elemente	Eigenschaften
Süß	Erde und Wasser	Kalt, ölig, schwer
Sauer	Feuer und Erde	Heiß, schwer, ölig
Salzig	Feuer und Wasser	Heiß, ölig, schwer
Scharf	Feuer und Luft	Heiß, leicht, trocken
Bitter	Luft und Äther	Kalt, leicht, trocken
Zusammenziehend	Luft und Erde	Kalt, schwer

Wie bei allem spielt das Maß der Geschmacksrichtung eine große Rolle: Die Dosis macht das Gift.

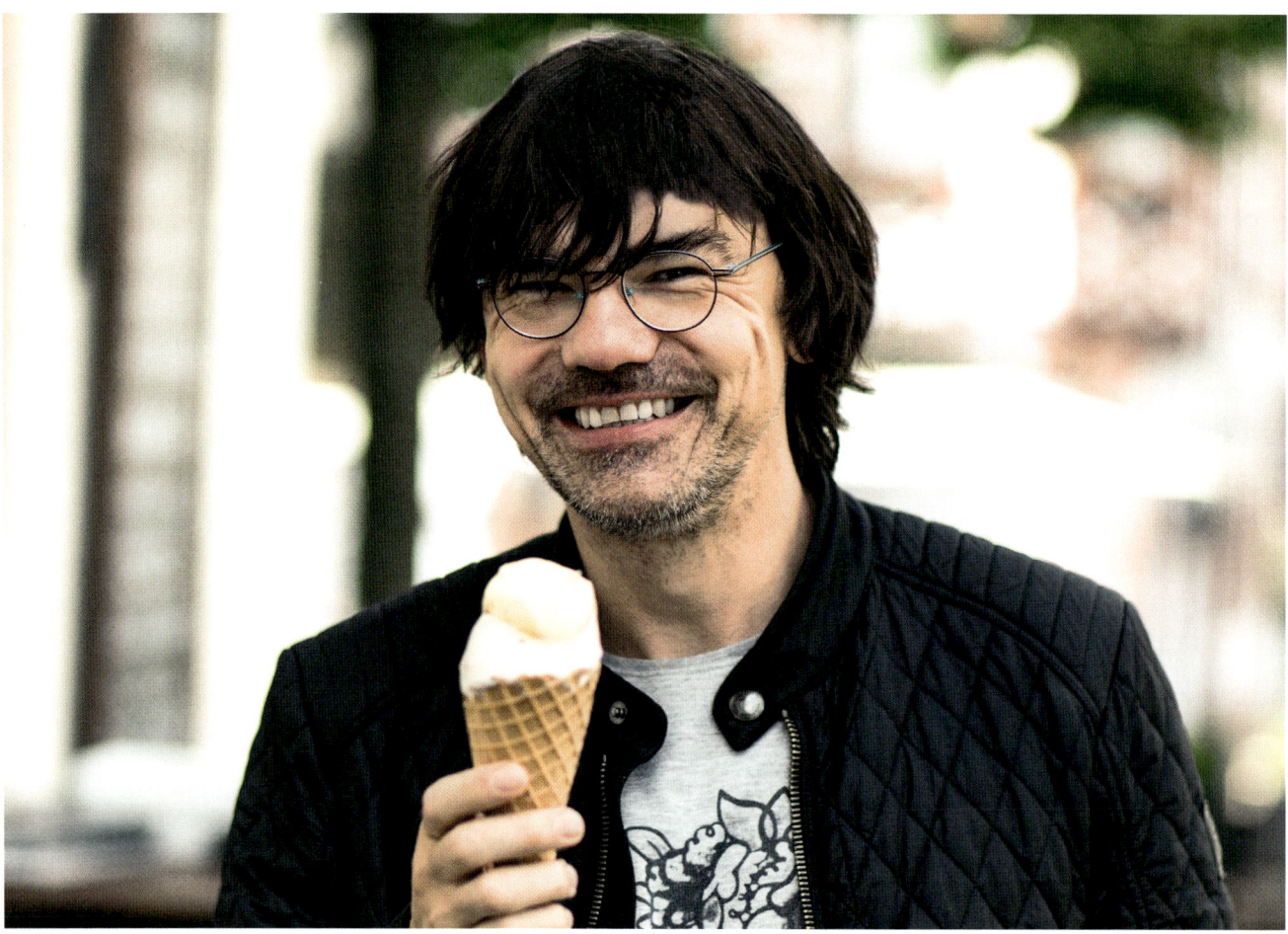

Prakriti – die individuelle Konstitution

Das Sanskrit-Wort, das die Konstitution des Menschen beschreibt, lautet Prakriti. Dies bedeutet so viel wie Urnatur oder auch erste Schöpfung. Sie entsteht in dem Moment, wenn Samen und Eizelle verschmelzen. Dieser Moment ist irreversibel, also unumkehrbar, deshalb widmet man ihm im Ayurveda höchste Aufmerksamkeit. Es gibt deshalb vor einer geplanten Zeugung sogar Reinigungsverfahren für Mann und Frau. Wenn sich die Urnatur bei der Empfängnis formt, werden maßgebliche Aspekte für das entstehende Leben definiert. Aus diesem Grund wird im Ayurveda bei einem bestehenden Kinderwunsch alles unternommen, um die Gesundheit des Kindes positiv zu beeinflussen.

Bei der Geburt gilt der neugeborene Mensch als völlig im Gleichgewicht, und diesen Zustand gilt es so lange wie möglich zu erhalten. Denn natürlich ist klar, dass ab dem Moment der Geburt jeder Mensch ständig wechselnden Einflüssen von außen ausgesetzt ist – dem Umfeld, der Ernährung, der Lebensführung, dem Klima und vielem mehr. Das Hauptziel der Prävention im Ayurveda ist, alle diese Einflüsse im Zusammenspiel mit der Urnatur im Gleichgewicht zu halten, mit vielfältigen Empfehlungen zur Tages- und Lebensroutine. Krankheiten werden als Abweichung von der Urnatur angesehen, und das Ziel aller therapeutischen Maßnahmen ist es, eben diese heile Urnatur wiederherzustellen.

Dhatus: Alle Körpergewebe aus einer Urquelle

Jeder Mensch besteht aus Doshas und sieben verschiedenen Körpergeweben, den Dhatus, die in folgender Reihenfolge im Körper und aus dem vorhergehenden Dhatu gebildet werden: Plasma (Rasa), Blut (Rakta), Muskeln (Mamsa), Fett (Medas), Knochen (Asthi), Nerven (Majja) und Fortpflanzungsgewebe (Shukra). Die jeweilige Ausprägung dieser Körpergewebe ist sehr individuell und die Berücksichtigung dieser Individualität ist ausschlaggebend für den Erfolg jeder Behandlung.

Die Dhatus sind grobstoffliche Bestandteile des Körpers und das sprichwörtlich greifbare Resultat unserer Ernährung. Denn die Gewebe des Körpers werden aus dem gebildet und genährt, was wir zu

uns nehmen in aufbauender Reihenfolge. Das erste Gewebe, das aus unserer Nahrung gebildet wird, ist, wie oben erwähnt, das Plasma, daraus entsteht das Blut, daraus die Muskeln (siehe oben) bis sich an letzter Stelle das Fortpflanzungsgewebe entwickelt. Es ist das komplexeste und energetisch dichteste Gewebe, denn darin steckt die Energie, neues Leben zu erschaffen.

Aus Sicht des Ayurveda dauert es ungefähr 35 Tage, bis aus unserer Nahrung die sieben Gewebe entstehen, fünf Tage für jedes Dhatu. Für eine Ernährungsumstellung bedeutet das: Je komplexer das Gewebe aufgebaut ist, umso länger dauert es, bis sich die Umstellung auf das Dhatu auswirkt. Aus diesem Grund dauert eine traditionelle Panchakarma-Kur auch nicht nur zehn Tage, wie von manchen sogenannten Ayurveda Resorts angeboten, sondern gut 60 Tage, damit auch ein wirklich tief greifender Effekt erzielt werden kann. Ich nenne diese Kurz-Kur-Angebote »Pralinen-Ayurveda«: Es schmeckt für einen Moment süß und ist aber ebenso schnell wieder vergessen.

Srotas: Energie über 13 Kanäle

Die Srotas sind im Prinzip wie Zufahrtsstraßen, über die der Körper und insbesondere die Dhatus mit Energie und Nährstoffen versorgt werden. Gleichzeitig stellen die Srotas auch die Wege dar, auf denen ausscheidungspflichtige Stoffe abtransportiert werden.

Der Körper wird von einem Netz aus 13 verschiedenen Srotas durchzogen. Das gesamte Kanalsystem besteht zwar sowohl im männlichen als auch im weiblichen Körper aus diesen 13 Srotas, der weibliche Körper hat jedoch zwei zusätzliche Kanalsysteme, die am Ende dieses Beitrags kurz erklärt werden.

Kanal der Luft oder des Atems

Der Luftkanal beginnt im Herzen und im Verdauungstrakt. Die Aufgabe dieses Srotas ist es, die Lebenskraft Prana und Vitalität für den gesamten Organismus bereitzustellen. Eine Schädigung findet statt, wenn natürliche körperliche Bedürfnisse wie Stuhl, Harn, Niesen etc. häufig unterdrückt werden. Weiterhin wird der natürliche Fluss dieses Srotas durch übermäßige Belastung, zu trockene, alte oder verdorbene Lebensmittel behindert.

Kanal der Nahrung

Der Kanal Nahrung hat seinen Ursprung im Magen. Seine Aufgabe besteht darin, die Nahrung durch den Verdauungstrakt zu leiten. Unüberlegtes Essen und Trinken wie der Verzehr zur falschen Zeit, gesundheitsschädliche Lebensmittel und/oder ein zu geringes Verdauungsfeuer (Agni) beeinflussen dieses Srota negativ.

Kanal des Wassers

Das Kanalsystem Wasser beginnt im Gaumen und in der Bauchspeicheldrüse. Der Wasserkanal steuert die Flüssigkeiten des Körpers. Übermäßige Hitze, übertriebener Konsum von Suchtmitteln wie Alkohol und trockene Lebensmittel stören die Funktion dieses Srotas.

Kanal des Plasmas

Der Plasmakanal entspringt im Herzen und in den Blutgefäßen. Die Aufgabe des Plasmakanals ist der Transport von Nahrungssaft, Plasma und Lymphe. Eine Erkrankung dieses Kanals wird durch übermäßige psychische Belastung und durch zu kühle sowie zu schwere Lebensmittel bedingt.

Die zwei zusätzlichen Srotas bei Frauen

Der weibliche Körper hat, wie bereits oben erwähnt, zwei zusätzliche Kanalsysteme, einen Kanal für die Menstruation und einen Kanal für die Muttermilch. Der Menstruationskanal befördert die Ausscheidungen der Gebärmutterschleimhaut während der Menstruationsphase aus dem Körper. Der Muttermilchkanal sorgt natürlich für den Transport der Muttermilch zum Kind. Grundlegend gehören diese beiden Kanäle zum Plasmakanal.

Kanal des Blutes

Der Kanal Blut beginnt in der Leber und Milz und transportiert das Blut. Zu heißes und zu fettiges Essen sowie übermäßige Hitze durch Sonneneinstrahlung oder Feuer beeinträchtigen dieses Srota.

Kanal der Muskeln

Der Muskelkanal hat seinen Ursprung in den Muskelbändern, in den Sehnen und in der Haut. Er hat die Aufgabe, Nährstoffe in diese Regionen zu transportieren. Schweres und zu fettes Essen, zu viel Schlaf, insbesondere nach dem Essen, und zu viel Sitzen wirken auf dieses Srota schädlich. Abhilfe kann Bewegung schaffen.

Kanal des Fetts

Das Kanalsystem Fett beginnt in den Nieren und der Fettmasse im unteren Bereich des Körpers. Dieses Srota transportiert die Fette durch unseren Körper und in die Zellen. Insbesondere schädigen eine gestörte Verdauung und der übermäßige Verzehr von fettem Essen die Fettkanäle. Des Weiteren wirken Alkohol und andere Suchtmittel hinderlich auf dieses System.

Kanal der Knochen und Knorpel

Das Knochen- und Knorpelkanalsystem beginnt in der Hüfte. Seine Aufgabe ist es, Knochen und Knorpel mit Nährstoffen zu versorgen. Eine übermäßige Beanspruchung und Aktivität des Systems führt zur Beschädigung und verhindert die Versorgung mit lebensnotwendigen Nährstoffen. Durch hohe Belastungen wie eine starke berufliche Beanspruchung der Gelenke oder exzessiven Sport entstehen Reibungsschäden, die schwer oder gar nicht reparabel sind. Schädlich ist auch der Verzehr von Lebensmitteln, die das Vata erhöhen. Vata-fördernde Lebensmittel haben die Eigenschaften trocken, kühl und ungekocht.

Kanal des Knochenmarks

Die ayurvedische Medizin geht davon aus, dass sich das Knochenmark nicht nur im Knocheninneren, sondern auch im Rückenmark und im Gehirn befindet. Im Ayurveda wird deswegen auch zwischen weißem und rotem Knochenmark unterschieden.

Das System der Knochenmarkkanäle, das auch als das System der Nerven bezeichnet wird, hat die Aufgabe, Nährstoffe in das Knochenmark und in das Nervensystem zu befördern. Eine negative Beeinflussung von Gelenken und Knochen kann durch das Essen von ungünstig kombinierten Lebensmitteln geschehen. So sind tierische Produkte und zusätzlich Milch in einer Mahlzeit schädlich für dieses Srota. Weiterhin ist es auch nicht ratsam, sehr warme und kalte Substanzen zusammen zu essen.

Kanal der Eizellen und des Spermas

Der Beginn dieses Kanalsystems liegt bei Männern in den Hoden und bei Frauen in den Eierstöcken. Es dient der Fortpflanzung. Dieses Srota transportiert Samen beziehungsweise Eizellen. Zusätzlich wird die sogenannte Ojas (Lebenskraft) in die Geschlechtsorgane befördert. Schädlich für dieses System sind falsche sexuelle Handlungsweisen, die Einnahme von Suchtmitteln, Abtreibungen und Sex zu ungünstigen Uhrzeiten.

Kanal des Harns

Das Harnkanalsystem entspringt in den Nieren und in der Blase, seine Aufgabe ist die Ausscheidung von Urin. Eine Schädigung dieses Kanals kann durch Zurückhalten des Harns geschehen.

Kanal der Ausscheidung

Der Ausscheidungskanal beginnt im Dickdarm und im Mastdarm, über ihn werden die Exkremente aus dem Leib transportiert. Eine Beeinträchtigung dieses Srotas wird durch ein schwaches Verdauungsfeuer hervorgerufen. Weiterhin können das Zurückhalten des Stuhlgangs und unverträgliches Essen diesen Kanal negativ beeinflussen.

Kanal des Schweißes

Der Schweißkanal beziehungsweise das Talgsystem beginnt im Fettgewebe und im Haarbalg. Die Aufgabe des Systems besteht darin, Schweiß aus dem Körper zu befördern. Eine negative Beeinflussung dieses Systems entsteht durch zu viel körperliche Aktivität; auch negative Emotionen wie Verzweiflung, Angstgefühle oder Wut lösen eine Störung dieses Srotas aus.

Agni – das Verdauungsfeuer

Man stellt sich im Ayurveda vor, dass jeder Mensch zwei Verdauungsfeuer hat: Eines sitzt im Kopf und verarbeitet, also verdaut, alle feinstofflichen Eindrücke. Ein weiteres sitzt im Magen und verdaut alle grobstofflichen Eindrücke, also Nahrung. Aus diesem Grund gehören im Ayurveda seit Jahrtausenden der gesamte Verdauungstrakt und die Psyche zum selben System. Diese Zusammenhänge wurden mittlerweile auch von der westlichen Medizin erkannt, und es wird intensiv an diesem Thema geforscht.

Mittlerweile gilt der Magen-Darm-Trakt neben dem Sympathikus und dem Parasympathikus als dritter Bestandteil des vegetativen Nervensystems und wird als enterisches (vom Darm kommendes) Nervensystem bezeichnet. Er ist von einem Netz aus über 100 Millionen Nervenzellen durchzogen und besitzt somit fünfmal so viele Neuronen wie das Rückenmark. Das enterische Nervensystem arbeitet völlig autonom, ist aber eng mit Parasympathikus und Sympathikus verknüpft. Bei vielen pathologischen Geschehen spielt der Darm eine zentrale Rolle, was sich unter anderem auch aus seiner Entstehung erschließt: Wenn neues Leben heranwächst, entstehen aus den ersten drei Zellknoten Herz, Darm und Gehirn. Der Darm besitzt im Übrigen ähnlich viele Nervenzellen wie unser Gehirn und wird deswegen auch als das zweite Gehirn oder Bauchhirn bezeichnet.

Verdauung und Stoffwechsel im Ayurveda

Verdauung und Stoffwechsel verlaufen im Ayurveda auf mehreren Stufen. Agni kann je nach Konstitution und Gesundheit stark bis schwach sein:
- Vata hat ein eher schwankendes Verdauungsfeuer – Verstopfung und Durchfall können sich abwechseln.
- Pitta verfügt über ein starkes Verdauungsfeuer. Diese Menschen haben meist mehrmals am Tag Stuhlgang.
- Kapha hingegen zeichnet sich durch ein schwelendes Verdauungsfeuer aus. Diese Menschen haben einen trägen Stoffwechsel und verarbeiten Nahrung langsam. Stuhlgang einmal täglich ist normal.

Agni ist dann optimal ausgeglichen, wenn Doshas und Gefühle im Gleichgewicht sind.

Primäre Verdauung

Im Ayurveda wird die primäre Verdauung den Doshas zugeordnet und folgendermaßen unterteilt:
1. Kapha-Anteil – Mund und Magen
2. Pitta-Anteil – Magen und Dünndarm
3. Vata-Anteil – Dickdarm

Sekundäre Verdauung

Die sekundäre Verdauung beschreibt in ihren drei Unterarten den Nährwert der Speisen für die Körperzellen, nachdem sie den Magen-Darm-Trakt passiert haben, und geht dabei von drei Geschmacksrichtungen aus. Denn von den insgesamt sechs Geschmacksrichtungen kommen aus Sicht des Ayurveda nur drei in der Zelle an und haben dort unterschiedliche Wirkungen:

1. Süße sorgt für die Ernährung der Gewebe und für ein e reibungslose Ausscheidung der Abfallprodukte. Der süße Geschmack erhöht Kapha.
2. Säure, also alle organischen Säuren, die in Speisen enthalten sind, trägt nichts zur Ernährung der Gewebe bei, ist aber wichtig für die freie Beweglichkeit der Ausscheidungsprodukte (Stuhl). Der saure Geschmack erhöht Pitta.
3. Schärfe fasst alle Nahrungsmittel mit bitterem, scharfem und zusammenziehendem Geschmack zusammen. Sie sind unter anderem bei Durchfall hilfreich, haben aber keine Funktion für die Ernährung der Körpergewebe. Der scharfe Geschmack erhöht Vata.

Auswirkungen der Geschmacksrichtungen

Geschmack	Nutzen	Im Übermaß genossen
Süß	Unterstützt die Gewebebildung, verjüngt, lagert Wasser ein, heilend, tonisiert die Muskeln	Verstopft die Poren, vermehrt das Körpergewicht, fördert ölige Haut, vermehrt Mitesser und Akne, verstärkt Schwellungen unter den Augen, führt zu Absinken des Blutzuckerspiegels, kann als Spätfolge Diabetes mellitus begünstigen
Sauer	Reinigt die Haut, wirkt stimulierend und blähungstreibend, schweißtreibend, erfrischend	Kann zu Muskelschwäche führen, Durchfall erzeugen, fördert die Bildung von dunklen Ringen unter den Augen, Übersäuerung, Gefühl von Brennen, Blutungen, gebrochene Kapillaren
Salzig	Verdauungshilfe, öffnet blockierte Energiekanäle, verbessert die Zirkulation, stimulierend, blähungstreibend, regt Geist und Sinne an, stärkt das Herz	Fördert Ödeme, kann zu genereller Schwäche führen, fördert Durst und Übersäuerung, begünstigt hohen Blutdruck, fördert Juckreiz, führt zu vorzeitigem Altern, Ergrauen und Kahlköpfigkeit, kann Nierenprobleme verursachen
Scharf	Fördert die Schweißproduktion, verbessert Zirkulation und Verdauung, reinigt die Kanäle, lindert Nervenschmerzen, verleiht der Haut ein Glühen	Führt zu brennenden Empfindungen, Trockenheit, Gewebeabbau, kann gebrochene Kapillaren begünstigen, führt zur Rötung von Haut und Nase, kann trockenen Husten auslösen, führt zu Austrocknung der Haut
Zusammenziehend	Antiseptisch, zusammengezogene Poren, fördert Heilungsvorgänge, strafft das Gewebe, harntreibend, kühlend, reduziert Empfindlichkeiten, kontrolliert starke Schweißproduktion	Führt zu Trockenheit, kann Dickdarmprobleme wie Verstopfung und Blähungen begünstigen, wirkt zusammenziehend, kann Nervenschmerzen verstärken, kann Reizbarkeit auslösen
Bitter	Fördert Gewichtsverlust, baut Fett ab, blutreinigend, entgiftend, klärt Geist und Sinne, entzündungshemmend, antibakteriell	Kann zu Herzproblemen führen, Anämie begünstigen, niedriger Blutdruck, Schlaflosigkeit, Kälte und Schwindel können entstehen, Verstopfung wird begünstigt, Austrocknung der Haut, vorzeitige Faltenbildung

Ama: Der gestörte Stoffwechsel

Ama heißt wörtlich übersetzt »nicht ausreichend durch das Verdauungsfeuer verbrannt«. Die Eigenschaften von Ama sind kalt, schwer, feucht, dick, klebrig, trüb und gärend. Durch die Ernährungsgewohnheiten im Westen kann man davon ausgehen, dass die meisten Menschen ausscheidungspflichtige Stoffe im Organismus haben. In Indien leitet man die Schlackenstoffe mit einer großen Reinigungskur (Panchakarma) aus. Damit wird auch vorbeugend gearbeitet, denn die Gesunderhaltung des Menschen steht im Ayurveda an erster Stelle. Bei schon bestehenden Erkrankungen findet Panchakarma ebenfalls erfolgreiche Anwendung. Auch in Deutschland werden diese Kuren in unterschiedlicher Zeitdauer angeboten.

Zu den allgemeinen Symptomen, die auf Ama hinweisen, gehören die folgenden:
- Verdauungsstörungen
- Mundgeruch
- Dicker Zungenbelag
- Auswurf von klebrigem Schleim, Appetitverlust
- Geschmacksverlust
- Aufgeblähter Bauch oder Brustkorb mit Druckschmerz
- Schweregefühl
- Müdigkeit
- Kraftlosigkeit, Abstumpfen des Geistes und der Sinne

Zu den Ama-fördernden Faktoren gehören:
- Trockene und kalte Lebensmittel
- Saure, schleimhautreizende Lebensmittel
- Schwere Lebensmittel wie Fleisch, sehr fetthaltige Lebensmittel, kalte Milchprodukte
- Blähende, ungekochte Lebensmittel wie Kohlgemüse, Salat, Zwiebeln, Knoblauch
- Nahrungsaufnahme, bevor die vorangegangene Mahlzeit komplett verdaut ist
- Unregelmäßige Nahrungsaufnahme
- Vergorene, künstlich hergestellte und künstlich haltbar gemachte Nahrung
- Zu viel Essen
- Unsachgemäß durchgeführtes und zu häufiges Fasten
- Starke Emotionen bei der Nahrungsaufnahme wie Zorn, Angst, Gier, Kummer, Stress
- Ungünstige Kombinationen von Lebensmitteln

Ungünstige Nahrungsmittel und Nahrungsmittelkombinationen

Besonders achtsam sollte man bei der Verwendung von Milch sein. Milch gilt im Ayurveda zwar als klassisches Aufbautonikum, sie ist aber schwer verdaubar und sollte immer nur gekocht und mit Gewürzen wie Kardamom, Zimt und Muskat verzehrt werden. Außerdem sollte Milch nie mit Saurem, Salzigem, Fleisch, Fisch, Knoblauch, Rettich, Granatäpfeln, Blattgemüse, Sesamsamen, Basilikum, Senf und Bananen kombiniert werden. Besser verträglich ist Milch mit Getreide, Reis, Honig, Mango, Weintrauben, Ingwer, Pfeffer, Zucker, Zimt, Kardamom und Ghee.

Weitere Nahrungsmittelkombinationen, die zur Bildung von Ama führen können:
- Fleisch mit Honig, Sesam, Milch, Rettich, Zucker oder Sprossen
- Fisch mit Banane, Joghurt und Buttermilch
- Honig und Ghee oder Honig und Wasser nie zu gleichen Teilen einnehmen und Honig auf keinen Fall über 45 °C erhitzen

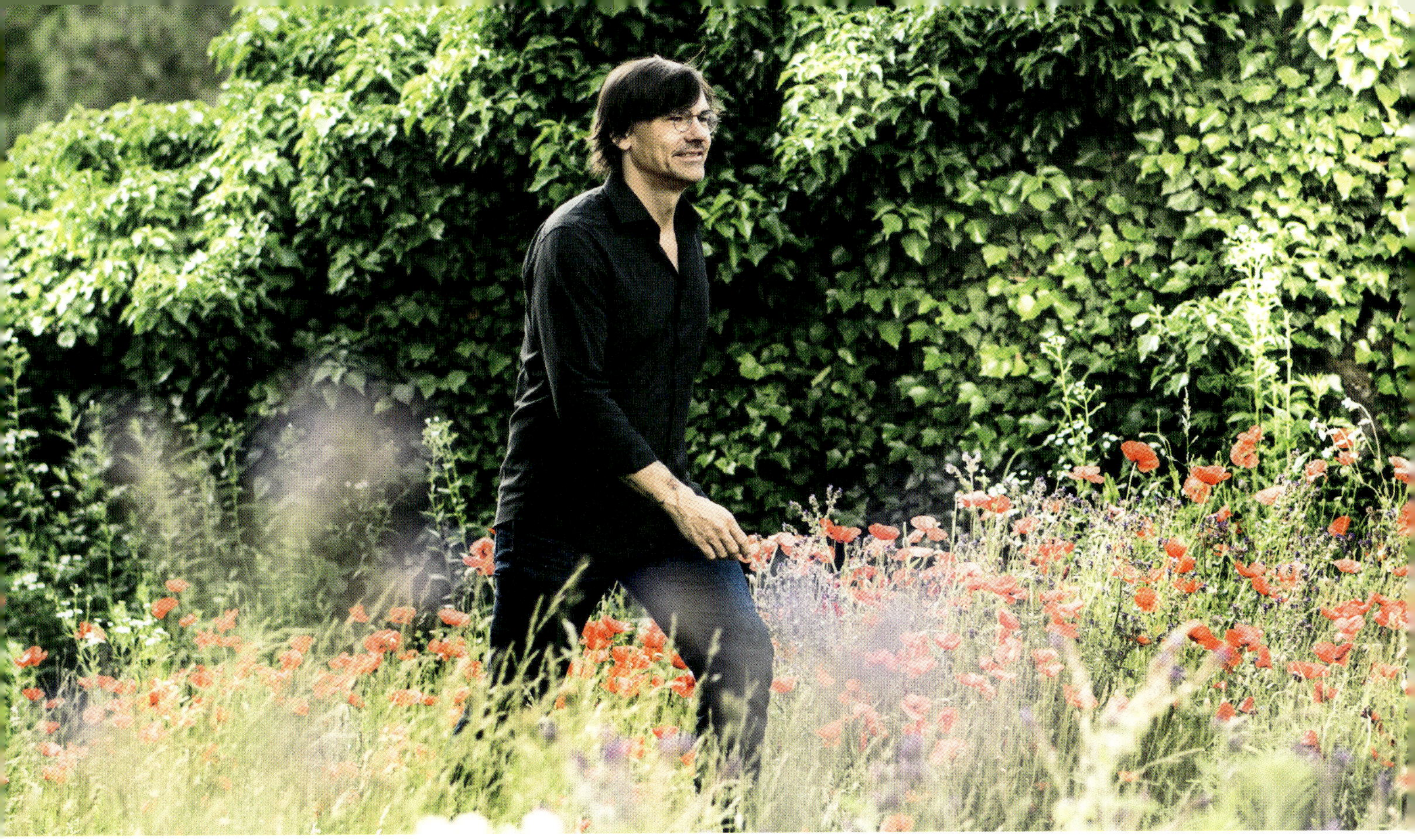

Gesundheit und Krankheit im Ayurveda

Ausgewogenheit und Harmonie sind zwei zentrale Begriffe des ayurvedischen Grundverständnisses von Gesundheit. Einer der großen Ärzte des Ayurveda, Susruta, schrieb vor über 1500 Jahren:

»Ausgewogenheit der Funktionsprinzipien, Ausgewogenheit von Verdauung und Stoffwechsel, ausgewogene Funktion und Struktur der Gewebe, Ausgewogenheit der Ausscheidungen, strahlende Sinnesfunktion, strahlende Psyche, Zufriedenheit im Selbst – das wird Gesundheit genannt.«

Der Begriff, der im Ayurveda für Gesundheit verwendet wird, besteht aus zwei Komponenten: *sva* (selbst) und *stha* (verweilen, gefestigt sein). Somit ist der Mensch gesund, der in sich selbst ruht, der gefestigt und selbstständig ist. Aus Sicht des Ayurveda gibt es zehn Aspekte, die für den Zustand von *svastha* sorgen:

1. Angemessene Ernährung
2. Ausreichend Schlaf
3. Spirituelle Praxis
4. Entspannung
5. Erfüllende Tätigkeiten
6. Erfüllende Beziehungen
7. Heilsame Gedanken
8. Atmung
9. Angemessene Bewegung
10. Ausgewogener Lebensstil

Daran lässt sich erkennen, welche Rolle Eigenverantwortung spielt: Der Patient kann sich aktiv an seiner Gesunderhaltung und Heilung beteiligen. Demnach sind die Ursachen von Erkrankungen, vor allem chronischer Natur, weniger im Umfeld, sondern vielmehr im Menschen selbst zu suchen. Darüber hinaus drückt der Begriff *svastha* auch aus: Je mehr sich der Mensch seinem Selbst nähert, desto wahrscheinlicher wird wahre Gesundheit.

Wann beginnt Krankheit?

Es ist nicht nur im Ayurveda extrem schwierig, eine allgemeingültige Definition für den Krankheitsbegriff zu finden. Denn wo liegt der Übergang von Unwohlsein zu Krankheit? Wie lange müssen die Symptome andauern? Wie stark müssen sie sein? Welche körperlichen und seelischen Vorgänge müssen beeinträchtigt sein, damit man von Krankheit sprechen kann? Welche Instanz kann überhaupt eine Begrifflichkeit für Krankheit definieren? In den alten Ayurveda-Schriften findet man vor allem die folgenden drei Definitionen:

- Unausgewogenheit der Körperkomponenten bedeutet Krankheit.
- Ein Zustand, der Unwohlsein hervorruft, ist Krankheit.
- Krankheit ist ein Symptomkomplex.

Zusammengefasst könnte man also sagen: Ein Zustand von unausgewogenen körperlichen Komponenten, der Symptome hervorruft, die wiederum das Gefühl von Unwohlsein auslösen, nennt man Krankheit. Als Maßstab für diese körperlichen und auch seelischen Komponenten können die Aspekte des *svastha* eine große Hilfe sein. Denn je mehr man von den zehn Punkten (siehe links) für sich positiv gestaltet und ins Leben integriert, desto größer ist die Chance, ein gesundes Leben führen zu können.

Wie entsteht Krankheit?

Neben der reinen Definition des Krankheitsbegriffes gibt es im Ayurveda auch mehrere schematische Einteilungen von Krankheit in Bezug auf ihre Ursache. Hierbei tauchen wesentliche Aspekte auf, die in der westlichen Medizin bis heute nicht erfasst sind und häufig auch (noch) keine Anerkennung finden. So findet sich bei Susruta diese Einteilung:

Interne Ursachen
- Genetisch bedingt
- Vor der Zeugung durch Krankheit oder Fehlverhalten von Vater und Mutter ausgelöst
- Während der Schwangerschaft aufgrund von Krankheiten oder Fehlverhalten ausgelöst
- Nach der Geburt durch verschlimmernde Ursachen auf Dosha-Ebene ausgelöst

Externe Ursachen
- Körperliche Traumata
- Virale und bakterielle Ursachen

Übergeordnete Ursachen
- Wechsel der Jahreszeiten
- Natürliche »Krankheiten« beziehungsweise Veränderungen durch die fortschreitende Zeit wie Hunger, Durst, Alterung und Tod – diese können zeitgemäß oder unzeitgemäß auftreten.
- Auswirkungen von Handlungen aus der Vergangenheit, karmische Aspekte, vergleichbar mit aktuellen Studien aus dem Bereich der Epigenetik

- Unbekannte Ursachen wie Einfluss der Planeten oder ein nicht naturgemäßes Wohnumfeld

Krankheits-Bilder

Im Vergleich zur westlichen Medizin mit ihren Tausenden Namen für diverse Krankheiten spielt die Bezeichnung der Krankheit im Ayurveda nur eine untergeordnete Rolle. Wichtiger als die Benennung ist, welche Körperkomponenten und Gewebe betroffen sind. Denn im Zusammenhang mit den betroffenen Geweben können verschiedene pathologische Geschehen eintreten. Damit ist Ayurveda nicht dem Wandel von Gepflogenheiten und Beschreibungen in unterschiedlichen Epochen unterworfen. So gibt es im Ayurveda Krankheitsbilder, die nach westlicher Auffassung gleich mehrere Krankheitsbilder umfassen würden. Dem Krankheitsbild Diarrhö (Durchfall) könnte man beispielsweise diese Erkrankungen zuordnen: Enteritiden (Entzündung des Dünndarms), Kolitiden (Entzündung des Dickdarms), Morbus Crohn, Colitis ulcerosa und Colon irritabile (Reizdarmsyndrom).

Im Ayurveda ähnelt sich die Behandlung all dieser Erkrankungen, da man von gleichen zugrunde liegenden pathologischen Faktoren ausgeht. All das in Summe ist wahrscheinlich eine der Hauptursachen, warum es Ayurveda bis heute immer noch schwer hat, als seriöses und heilkräftiges medizinisches System akzeptiert zu werden. Erfreulicherweise gibt es aber im Westen immer mehr Patienten, Ärzte und Kliniken, die sich für Ayurveda öffnen.

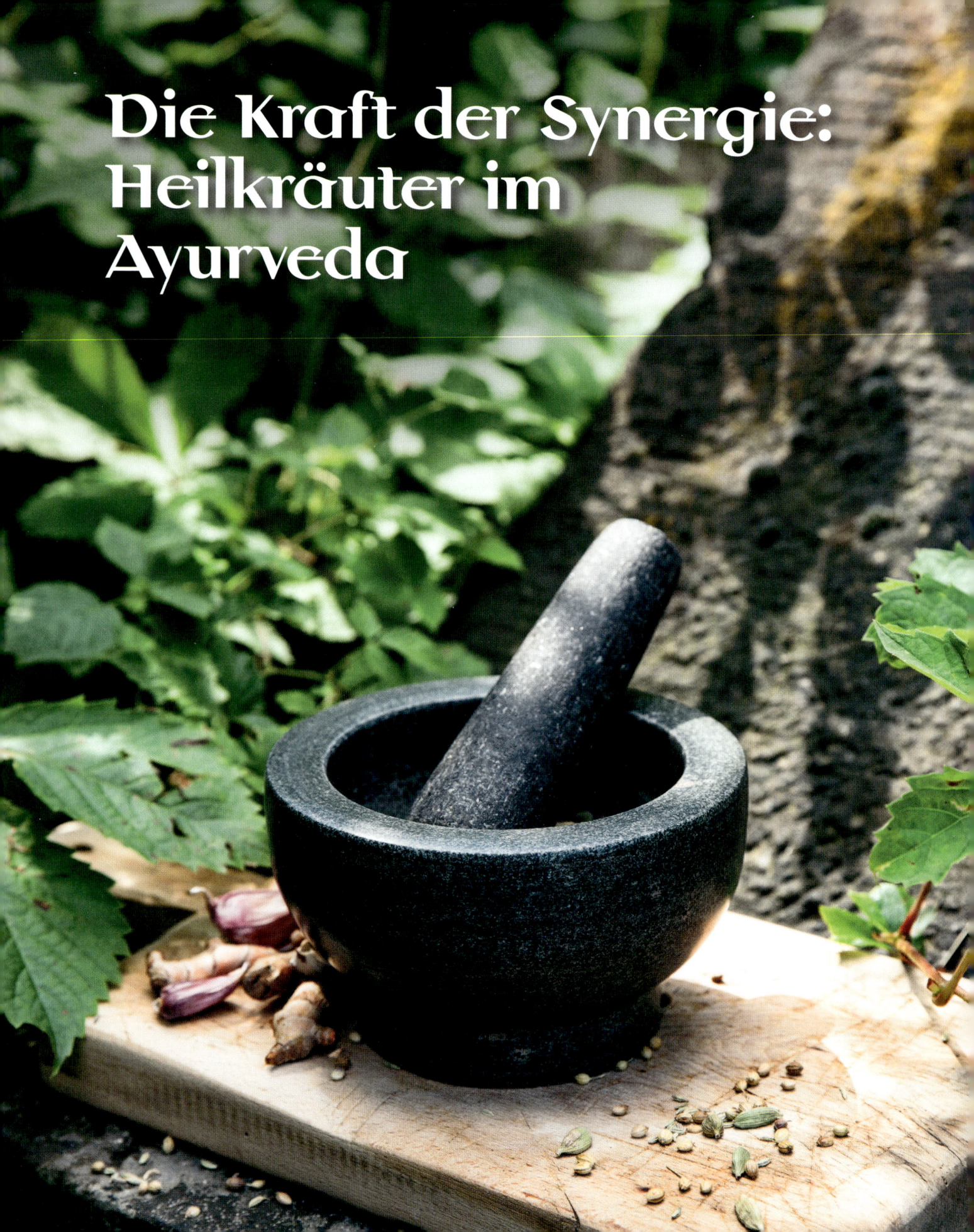

Die Kraft der Synergie: Heilkräuter im Ayurveda

Der Geist der Pflanzen

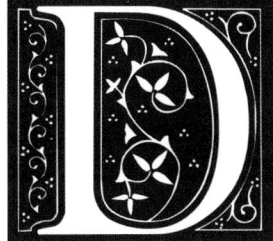ie Art und Weise, wie wir uns mit Heilkräutern beschäftigen, bezeichne ich gerne als Mikroskopebene. Das ist jene Wirkebene, ähnlich wie bei Lebensmitteln auch, aus der wir bisher das meiste Wissen gewinnen konnten. Ein Beispiel: Man zerlegt Kräuter im Labor in ihre Bestandteile, extrahiert deren Inhaltsstoffe und überprüft in verschiedenen Testreihen und Untersuchungen ihre Wirksamkeit. Diese Art der Forschung ist für uns extrem wichtig, da dadurch wichtige Erkenntnisse über den therapeutischen Einsatz erlangt werden.

Neben der Mikroskopebene gibt es aber noch einen Bereich, der ebenfalls von großer Bedeutung für die Arbeit mit Heilkräutern ist: die spirituelle und verbindende Kraft der Heilkräuter. Denn in diesen oft kleinen, unscheinbaren Pflänzchen steckt die ganze Kraft der Natur. Alle Elemente, Prinzipien und Eigenschaften sind in ihnen vereint – die Kraft der Sonne, des Mondes sowie aller fünf Elemente Feuer, Wasser, Erde, Luft und Äther. Das macht die Heilkräuter auch so wertvoll und besonders, denn so wird es möglich, ganzheitlich und ohne schädliche Nebenwirkungen zu behandeln. In den Heilkräutern steckt die göttliche Kraft, die zu Transformation und Heilung führen kann.

In vielen Kulturen und Religionen ist der Gebrauch von Kräutern und Heilpflanzen tief verankert. Neben der ganz normalen Verwendung, wie wir sie aus unseren Breitengraden kennen, werden mit Kräutern unter anderem auch rituelle Handlungen wie das Räuchern vollzogen. Zudem wird ihnen eine ganz besondere Kraft zugesprochen, wenn sie an bestimmten Terminen, wie nachts bei Voll- oder Neumond, oder dem Mondstand in einem bestimmten Tierkreiszeichen, gesammelt werden.

Ich kann mich noch gut erinnern, wie ich an Festtagen als kleiner Junge in der Sakristei vor der Messe die Kohle für das Weihrauchfass entzünden durfte. Je nach Mischung und je nachdem, wer den Gottesdienst abhielt, war auch mächtig Dampf im Kessel. Auf nüchternen Magen konnte das schon ziemlich heftig sein. Aber man muss ja nicht gleich das ganze Haus ausräuchern – schon ein einfacher, schöner Strauß Wildblumen oder Wildkräuter sorgt sofort für eine angenehme Raumatmosphäre.

Botschaften aus der Natur

Für mich fungieren Kräuter als Botschafter, weil sie mich immer wieder an die unglaubliche Schönheit, die Anmut und die friedfertige Kraft der Natur erinnern. Heilkräuter bieten uns die Möglichkeit, uns durch ihre Kraft sowie mithilfe spiritueller Rituale wieder mit der Quelle zu verbinden und uns unserer selbst bewusst zu werden. Gerade in unserer modernen Zeit, in der man überall Highspeed-Internetverbindungen hat, ist es so unglaublich wichtig, die Verbundenheit zu suchen. Verbindung mit sich, mit anderen und mit der Natur. Dort liegt der Schatz aus dem weitestgehend vergessenen Paradies: Heilkräuter wirken mit ihren Inhaltsstoffen nicht nur therapeutisch, sondern schaffen auch noch echte Verbundenheit mit allem, was ist.

Selbstheilung aktivieren

Die über 7000-jährige Tradition im Ayurveda hat ein breites Spektrum an Behandlungen und Präparaten mit einem hohen praktischen Wert und Nutzen hervorgebracht. Vor allem bei chronischen Erkrankungen haben sich die millionenfach angewandten Therapiemethoden bewährt, bei denen vor allem verschiedene Kräuterpräparate eine wichtige Rolle spielen. Diese Präparate aktivieren die Selbstheilungsprozesse des Körpers und stimulieren vor allem die regulierenden Prozesse, die für die Wiederherstellung des physiologischen Gleichgewichts verantwortlich sind. Ein maßgeblicher Bestandteil jeder Behandlung ist, den Körper von schädlichen Stoffen zu befreien und das Immunsystem sowie die mentale Resilienz, also die psychische Widerstandskraft, zu stärken. Dadurch wird der Körper in die eigene Kraft zurückgeführt, um die Störung(en) so von selbst zu lösen.

Die Maßnahmen, die man im Ayurveda dafür anwendet, liegen vor allem in Ernährungsumstellung, äußerlichen Anwendungen, Reinigungskuren und der Hilfe von Heilkräutern. Ziel ist es, schädliche Stoffwechselprodukte über einen natürlichen Ausscheidungsweg zu eliminieren.

Die Vorgehensweise und der Einsatz der verschiedenen Maßnahmen folgen dabei dieser Methodik:
1. Konträr zur Krankheit/zu den Symptomen
2. Konträr zur Krankheitsursache
3. Konträr zur Ursache und zu den Symptomen
4. Analog zur Krankheit/zu den Symptomen
5. Analog zur Krankheitsursache
6. Analog zur Ursache und zu den Symptomen

Damit kombiniert der Ayurveda die Methoden aus Allopathie, Homöopathie und Naturheilverfahren – was den zeitlosen und universellen Charakter des Ayurveda demonstriert. Jede ayurvedische Behandlung zielt grundsätzlich darauf ab, körperliches und seelisches Gleichgewicht wiederherzustellen. Die Empfehlungen dafür beziehen sich vor allem auf die Lebensweise, die Wahl der Umgebung, die passende Ernährung und darauf, alle Aktivitäten mit den persönlichen Anlagen und Möglichkeiten in Einklang zu bringen.

Uraltes Wissen

Vor allem in der Blütephase der vedischen Hochkultur wurde ein umfangreiches Wissen über Heilkräuter erfasst und niedergeschrieben. Aus verschiedenen Quellen weiß man, dass vor allem in der Zeit zwischen 3000 bis 700 vor Christus verschiedene Werke über heilkräftige Pflanzen entstanden sind. Die Charaka Samhita nennt 400 heilkräftige Pflanzen und 341 Rezepturen. Susruta beschreibt 760 Pflanzen und 64 mineralische Mittel. In späteren Werken, etwa der Bhava Prakasa, kamen noch diverse Ergänzungen dazu. In Summe kann man von rund 3000 verschiedenen Heilpflanzen ausgehen, die nach ayurvedischen Prinzipien beschrieben sind.

Synergetische Mischungen

Die Kräuterpräparate, die im Ayurveda eingesetzt werden, sind fast immer aus mehreren Ingredienzen zusammengestellt. Diese Mischungen zeichnen sich vor allem durch ihren hohen synergetischen Charakter aus. Bei uns ist beispielsweise die Kombination aus Kurkuma und Pfeffer sehr bekannt.

Alle Präparate folgen dabei einem bestimmten Aufbau: Der Hauptbestandteil ist immer eine Pflanze, die aufgrund ihrer Eigenschaften und Wirkung am besten zu der Erkrankung passt. Um das Wirkungsspektrum zu erweitern oder zu intensivieren, wird diese Hauptzutat um weitere Bestandteile von gleichartiger Wirkung ergänzt. Da eine Krankheit fast immer aus einer Kombination von verschiedenen Symptomen besteht, sind diese Kombinationen notwendig, um die Krankheit insgesamt auf mehreren Ebenen beeinflussen zu können. Wird eine Krankheit etwa durch eine Ansammlung unverdauter Stoffwechselprodukte hervorgerufen, werden immer auch abführende und ausschwemmende Kräuter zugefügt, um diese Stoffe auszuleiten. Dabei wird die reinigende Wirkung eines Mittels stets durch ein aufbauendes Mittel ergänzt, damit die Physiologie im Gleichgewicht bleibt. Die verwendeten Ingredienzen können pflanzlichen, mineralischen oder tierischen Ursprungs sein. Verwendet wird unter anderem Eisen, Kupfer, Silber, Gold, Edelsteine, Muschelpulver oder Horn. Bei Pflanzen kommen die verschiedenen Bestandteile wie Samen, Blätter, Blüten, Rinde, Wurzeln oder Harz zum Einsatz.

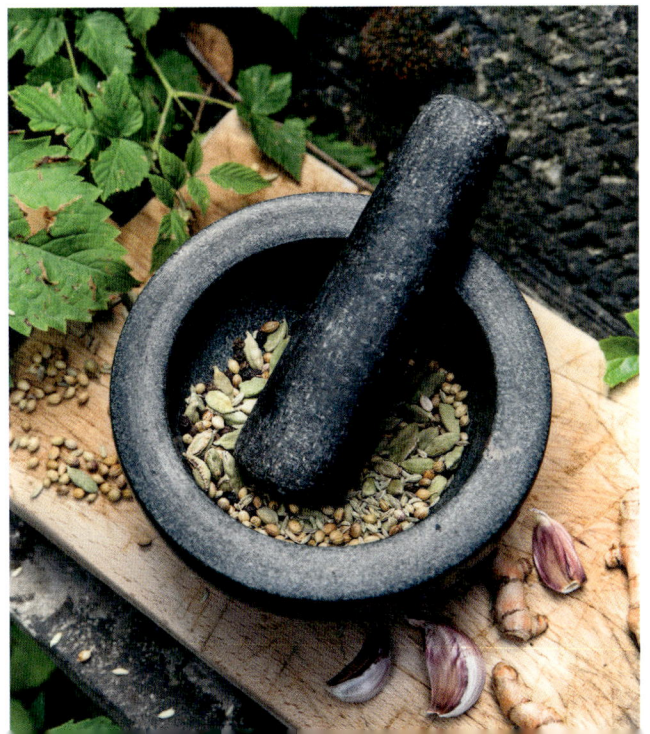

Die Herstellung ayurvedischer Heilmittel

In den klassischen Grundlagentexten des Ayurveda steht die genaue Zubereitung der ayurvedischen Heilmittel ausführlich beschrieben. Bei der Zusammenstellung ist nicht nur die Identifikation der richtigen Pflanze von großer Bedeutung, sondern auch welcher Teil der Pflanze verwendet sowie wann und wie geerntet und aufbewahrt wird. In der ayurvedischen Pharmakologie gibt es knapp 30 unterschiedliche Darreichungsformen, darunter die folgenden:

- Pulver
- Extrakte
- Tabletten
- Abkochungen in Wasser, Milch oder Ghee
- Sirupe
- Pasten
- Gelees
- Destillate
- Kräuteröle

Ziel ist eine ganzheitliche Wirkung ohne Nebenwirkungen sowie eine gute Resorption, also Aufnahme im Körper. Daneben sollten auch die energetischen Wirkungen der Kräuter erhalten bleiben.

Churnas

Das Wort *churna* bedeutet »Pulver«, die Anwendung besteht aus getrockneten Kräutern, Früchten oder Pflanzenteilen. Häufig wird das Pulver mit dem Saft derselben Pflanze befeuchtet, in der Sonne getrocknet und anschließend erneut zermahlen. Je nach Konstitution des Patienten und Zusammensetzung des Churnas wird das Pulver entweder mit Wasser, Ghee, Honig oder Milch eingenommen.

Vati oder Guti

Hier werden die zermahlenen Kräuter mit einer bestimmten Menge an Pflanzen- oder Fruchtsäften vermischt, bis eine tonartige Konsistenz entsteht. Daraus werden Pillen gedreht, die an der Sonne getrocknet werden.

Bhasma oder Pishti

Bhasmas sind Zubereitungen aus gereinigten, erhitzten und pulverisierten Metallen, Edelsteinen und Mineralien.

Bei Pishtis werden die Inhaltsstoffe nicht erhitzt, sondern lediglich pulverisiert, mit Rosenwasser befeuchtet und anschließend getrocknet. Folgende Voraussetzungen sollten erfüllt sein:

- Auf Wasser gestreut sollten Bhasmas und Pishtis schwimmen.
- Das Pulver sollte so fein zerrieben sein, dass es in die Rillen der Fingerkuppe passt.
- Beim Erhitzen mit anderen Stoffen darf ein Bhasma nicht mehr in seine ursprüngliche Form zurückkehren.

Kwath

Ein Kwath ist ein Kräutergetränk, bei dem eine Mischung von Kräutern mit der 16-fachen Menge an Wasser gekocht wird. Je länger die Mischung eingekocht wird, desto intensiver ist die Wirkung. Das Kwath hat eine stärkere Wirkung im Vergleich zu Churnas. Häufig bezeichnet ein Kwath auch die Flüssigkeit, mit der andere Präparate eingenommen werden. So entsteht Synergie zwischen dem Trägerstoff und den Präparaten.

Avaleha

Avalehas sind Pasten, in denen Ghee, Jaggery (indischer Rohrohrzucker mit malzigem Geschmack), Honig und Kräuter verarbeitet sind. Sie werden durch einen sanften, über Stunden dauernden Erwärmungsprozess hergestellt. Eingenommen werden sie zusammen mit Milch als Anupana (Trägermittel). Avalehas nähren und stärken und werden vor allem zur Regeneration und zum Aufbau von Geweben genutzt. Eine der bekanntesten Pasten ist Chyavanprash auf Basis von Amla.

Asavas und Rishtas

Unter diesen Anwendungen versteht man Weine mit Zucker oder Honig. Der Alkoholgehalt liegt hier zwischen 7 und 10 Volumenprozent. Der Alkohol entsteht durch Selbstgärung. Der Unterschied zwischen beiden liegt darin, dass bei Asavas die Inhaltsstoffe in ungekochtem Wasser bis zur Fermentation aufgelöst werden. Bei Rishtas wird der Kräutertrank für eine bestimmte Zeit gekocht. Die wirksamen Eigenschaften nehmen dabei im Laufe der Zeit von selbst zu. Der Vorteil von Asavas und Rishtas ist, dass sie sehr leicht aufzunehmen sind und sich deshalb für Menschen mit einer sehr schwachen Konstitution besonders gut eignen.

Tailas

Tailas sind Kräuteröle, die vor allem bei der Massage zur Anwendung kommen. Oft wird die heilsame Wirkung der Massage mit der Heilkraft der Phytotherapie kombiniert. Im Allgemeinen werden die Öle nach folgender Methode zubereitet: 1 Teil Kräuter, 4 Teile Öl und 16 Teile Wasser werden bis zu 8 Stunden bei niedriger Temperatur erhitzt. Während dieses Prozesses wird die Wirkung der Kräuter auf das Öl übertragen. Das Öl ist fertig, sobald das Wasser aus der Ausgangsmischung völlig verdampft ist.

Wichtige ayurvedische Heilkräuter

Immer wieder taucht die Frage auf, warum in Ayurveda-Rezepturen für uns exotische Gewürze verwendet werden und ob der gleiche Effekt nicht auch mit heimischen Kräutern erzielt werden kann. Natürlich haben auch wir fantastische Heilkräuter. Was wir aber nicht haben, sind rund 5000 Jahre Erfahrungsvorsprung mit über 4000 im Ayurveda bekannten Heilkräutern in ihrer einmaligen Vielfalt und Tiefe. Es gibt bereits intensive Forschungen auf diesem Gebiet, aber es wird noch etwas Zeit brauchen, bis wir ein vergleichbar umfangreiches Wissen über unsere heimischen Kräuter angesammelt haben werden. Deswegen hier eine Auswahl der bekanntesten ayurvedischen Heilkräuter, die über das Internet problemlos beziehbar sind (siehe Anhang).

Amalaki – Verjüngungsmittel

Die Früchte des Amalaki-Baumes sind im Ayurveda eines der besten Mittel zur Verjüngung und Stärkung der Widerstandskräfte. Sie sind eine der reichsten natürlichen Vitamin-C-Quellen, die je entdeckt wurden. Selbst wenn die Frucht getrocknet wird, bleibt das Vitamin C erhalten, da es an die Tannine der Frucht gebunden ist. Amalaki findet in verschiedenen therapeutischen Bereichen Anwendung, traditionell zur Fiebersenkung, bei Gastritis und Kreislaufproblemen. Erste Studien deuten darauf hin, dass Amalaki zu einer signifikanten Erhöhung der Makrophagen (körpereigene Killerzellen) beitragen kann. Bestandteile der Pflanzen wirken synergetisch mit Adrenalin, was die Funktion des Blutkreislaufs verbessert. Amalaki kann krankhaftes Cholesterin senken und wirkt antiatherogen (verhindert die Zersetzung der Blutzellwände).

Arjuna – für Herz und Blutkreislauf

Vor allem der Bast aus der Baumrinde des Arjuna-Baumes findet therapeutische Anwendung. Arjuna wirkt blutdrucksenkend und hilft bei Stauungen, Atemnot sowie Herzvergrößerungen. Es stärkt den Herzmuskel und kann damit die gepumpte Blutmenge pro Herzschlag erhöhen. Klassisch wird es auch zur Nachbehandlung bei Herzinfarkt eingesetzt.

Ashoka – Tonikum für Gebärmutter und Eierstöcke

Das Wort *ashoka* bedeutet so viel wie »ohne Sorgen«. Der Legende nach wurde Buddha unter einem blühenden Ashoka-Baum geboren. Die kupferroten Blüten der immergrünen Pflanze stehen in Indien als Symbol für das Frauliche. Vor allem der Bast des Baumes hat einen beruhigenden Einfluss auf das Muskelgewebe der Gebärmutter und wird bei starken Menstruationen, PMS, Menopause, Hitzewallungen und hormonell indizierten Depressionen eingesetzt. Ashoka enthält natürliches Kalzium und Eisen, während einer Schwangerschaft wird es nicht eingesetzt.

Ashwagandha – für Ausdauer und zur Regeneration

Ashwagandha wird umgangssprachlich auch indischer Ginseng genannt und ist eines der Topheilkräuter im Ayurveda! Nicht ohne Grund bedeutet *ashwagandha* übersetzt so viel wie Kraft des Pferdes oder Duft des Pferdes. Es schenkt Kraft bei Müdigkeit und Erschöpfung, daneben wird es von jeher in der Tumorprävention und -behandlung eingesetzt, da es offenbar zu einer wesentlichen Steigerung der Makrophagenbildung führen kann.

Brahmi – Hirntonikum

Brahmi ist eine weitverbreitete Pflanze, die an Ufern, Brunnen und Feuchtgebieten wächst. Eine der herausragenden Eigenschaften von Brahmi ist, dass sie sowohl besänftigend als auch stimmungsaufhellend wirkt. Brahmi wirkt überaus beruhigend, ohne Apathie zu verursachen, und ist somit ein vielfach eingesetztes Mittel sowohl bei Erschöpfung als auch bei Nervosität. Es kann auch sehr gut bei Kindern eingesetzt werden.

Garcinia – bei Übergewicht

Garcinia ist ein Extrakt der Schale aus der Baumfrucht Garcinia cambogia (Mangostanbaum), die in Asien, Südafrika und Polynesien beheimatet ist. Garcinia wird vor allem bei Rheuma, Übergewicht und Darmentzündungen eingesetzt. Das Extrakt stimuliert den Fettstoffwechsel, mindert die Esslust und greift Fettpolster ganz ohne Nebenwirkungen an.

Guduchi – bei Hautstörungen

Susruta beschreibt in einem der ersten Lehrbücher über Ayurveda Guduchi als Therapeutikum bei Hautstörungen, Fieber und Atemnot. Es kommt als ganze Pflanze einschließlich der Wurzeln als harntreibendes und blutreinigendes Mittel zum Einsatz. Zudem wirkt Guduchi stärkend auf das Immunsystem sowie die Leber.

Guggul – Entzündungshemmer

Guggul ist eines der ältesten beschriebenen Heilmittel des Ayurveda. Das Harz des Guggul-Baumes ist mit Myrrhe verwandt und bildet den Grundstoff für eine ganze Reihe von Präparaten. Das bedeutendste Einsatzgebiet liegt bei Entzündungen und diversen Formen von Arthritis. Bereits 600 vor Christus war das Krankheitsbild von verhärteten Gefäßwänden bei Ayurveda-Ärzten bekannt. Als Hauptursache wurden Esssucht, Bewegungsmangel und ein verminderter Gewebsstoffwechsel genannt. Die kardiovaskuläre Wirkung von Guggul ist intensiv untersucht worden. So zeigt sich beispielsweise ein deutlicher Abfall von Cholesterin von bis zu 22 Prozent und bei den Triglyceriden von bis zu 27 Prozent, gleichzeitig wurde ein HDL-Anstieg (sogenanntes »gutes« Cholesterin) von bis zu 37 Prozent festgestellt. Außerdem beugt Guggul in Leberzellen dem Anhaften von LDL-Cholesterin (sogenanntes »böses« Cholesterin) vor.

Haldi (Kurkuma) – bei Hautstörungen und als Entzündungshemmer

Es gibt kaum eine andere ayurvedische Heilpflanze, die in den letzten Jahren so in den Fokus gerückt ist wie Kurkuma. Das Wirkspektrum der Gelbwurzelknolle ist extrem vielfältig: chronische Verdauungsstörungen, Arthritis, Diabetes mellitus, Durchblutungsstörungen und Asthma bronchiale. Daneben wird es bei Husten, Heiserkeit, Halsentzündungen, Blutarmut, schwacher Menstruation und Hautkrankheiten eingesetzt. Kurkuma sorgt für einen schnellen Abbau von Abfallprodukten des Stoffwechsels und für deren Ausscheidung. Es ist ebenso ein sehr effizientes Wundheilmittel, da es die Wundheilung um fast ein Viertel verkürzen kann. Besondere Beachtung erhalten derzeit die Studien, die die Wirkung von Kurkuma in Verbindung mit Pfeffer bei der Bekämpfung von Krebszellen beschreiben.

Haritaki – zur Darmreinigung

Die getrocknete Haritaki-Frucht wirkt als sanft abführendes und auswurfförderndes Mittel. Zudem wird Haritaki als ein gutes aufbauendes Tonikum beschrieben. Die Wortwurzel harate bedeutet

»das, was krankmacht, wegnehmen«. Haritaki ist neben Amalaki und Bibhitaki (Frucht der Belerischen Myrobalane) einer der drei Bestandteile des bekannten Ayurveda-Präparats Triphala, was so viel wie »drei Früchte« bedeutet. Triphala wird vor allem als Darmreiniger bei zahlreichen Behandlungsmethoden eingesetzt. Haritaki konnte in Laborversuchen eine antimutagene Wirkung auf Zellen nachgewiesen werden. Somit kann es krankhafte Veränderungen auf Zellbasis verhindern und ist zudem, ähnlich wie Amalaki, reich an Vitamin C. Traditionell wird es bei Nahrungsmittelvergiftungen mit starken Durchfällen aufgrund von Salmonellen eingesetzt.

Indhana – gegen Parasiten

Indhana ist der Sanskritname für Absinth. Vor allem die Blütenknospen werden für Wermut als Getränk verwendet. Indhana wirkt fiebersenkend, magensaftstärkend, schweißtreibend, wurmaustreibend und nervenstärkend. Besonders auffällig ist seine positive Wirkung auf das Nervensystem sowie die Psyche. Bereits seit Jahrhunderten wird es eingesetzt bei Hysterie, spasmischen Störungen, Epilepsie, Reizbarkeit und Nervenzusammenbrüchen. Daneben hat es eine zytotoxische Wirkung und kommt seit Jahren auch in der Tumortherapie zum Einsatz.

Karela – senkt den Blutzuckerspiegel

Karela ist eine Bitterfrucht, die dabei hilft, den Blutzuckerspiegel über einen längeren Zeitraum zu senken. Karela wird im Ayurveda auch für seine reinigende Wirkung in Bezug auf Leber, Milz und Blut geschätzt. Daneben wirkt die nützliche Bitterfrucht auch abführend, fördert den Appetit und lindert Blähungen.

Pippali – aktiviert den Stoffwechsel, fördert die Verdauung

Pippali oder Langer Pfeffer ist mit dem schwarzen Pfeffer verwandt. Er wirkt als wärmendes Stimulans, verringert die Schleimbildung in der Lunge, regt die Leber an und verbessert die Verdauung. Im Ayurveda verwendet man Pippali vor allem bei Husten, Erkältung, Asthma bronchiale, Übergewicht, Tuberkulose und Bronchitis. Aufgrund seiner blutreinigenden und schmerzstillenden Wirkung wird es auch bei Arthritis, Gicht und Ischiasschmerzen verwendet.

Salai – bei chronischen Entzündungen

Von dem mittelgroßen Baum aus der Familie der Boswellia wird vor allem das mit dem Weihrauch verwandte Harz eingesetzt. Im Ayurveda wird es in erster Linie bei Rheuma und chronischen Lungen- sowie Darmkrankheiten verwendet. Daneben zeigt es eine gute Wirkung bei Polyarthritis, Colitis ulcerosa und Morbus Crohn.

Shatavari – Nährtonikum für Frauen

Shatavari ist mit der Spargelpflanze verwandt, daher auch der Beiname indischer Spargel. Hauptsächlich wird diese Pflanze jedoch wegen ihrer Wurzel angebaut. Das Wurzelpulver wird seit Tausenden von Jahren im Ayurveda eingesetzt und ist eines der bedeutendsten Regenerationsmittel. Es ist besonders nahrhaft, besänftigend und hat einen positiven Einfluss auf den Flüssigkeitshaushalt. Shatavari tonisiert die Schleimhäute und fördert die Milchbildung sowie das Wachstum. Es wird auch » für die Frau« genannt und hilft bei diversen Beschwerden der weiblichen Geschlechtsorgane. Zudem wird es zur Regeneration nach der Schwangerschaft verwendet.

Siris – zur Entgiftung

Siris ist ein Baum, der in höher gelegenen Gebieten des Himalaja heimisch ist. Siris wird im Ayurveda wegen seiner auffallend starken blutreinigenden und entzündungshemmenden Wirkung eingesetzt. Außerdem ist Siris bei Zahnfleischentzündungen, Durchfall, Hautgeschwüren sowie Abszessen beliebt und kommt auch bei der Behandlung verschiedener Allergien zum Einsatz.

Sunthi – zur Stärkung des Magens

Sunthi oder auch Ingwer ist wahrscheinlich die bekannteste Heilpflanze aus dem Ayurveda. Sie wird bei Magenverstimmung, Magengeschwüren, Übelkeit und Husten sowie zur Anregung der Blutzirkulation und zur Verbesserung der Nährstoffaufnahme eingesetzt. Daneben findet Sunthi bei der Behandlung von Asthma bronchiale, Erkältungen, Gelenkschmerzen und Arthritis Verwendung, da es hormonartige und entzündungsfördernde Stoffe im Blut reduziert.

Tulsi – bei Virusinfektionen

Der bis zu 1,50 Meter hohe Tulsi-Strauch ist mit dem Basilikum verwandt. Die Blätter besitzen die stärkste Heilwirkung. In der klassischen Literatur wird vor allem die starke schleimlösende und auswurffördernde Wirkung beschrieben. Tulsi wird bei Erkältungen, Fieber, Bronchialkrämpfen, Magenverstimmung und Übelkeit eingesetzt. Zusammen mit Guduchi kommt es auch häufig bei Herpes zum Einsatz.

Vacha – zum Abhusten

Vacha ist der Sanskritname für Kalmus. Die Uferpflanze besitzt herausragende Eigenschaften zur Behandlung von Atemwegserkrankungen und Verschleimung. Daneben wird Vacha als Nerven-

tonikum bei Neuralgien wie Ischiasschmerzen verschrieben. Ebenfalls bekannt ist seine fördernde Wirkung auf die Hirndurchblutung, das Denkvermögen und das Gedächtnis.

Vasaka – zum Abhusten, bei hohem Blutdruck

Vasaka, das Indische Lungenkraut, wird bereits seit ca. 3000 Jahren verwendet. Es ist ein natürliches Mittel zur Bronchienerweiterung und wird wegen der zusätzlichen schleimlösenden Wirkung im Ayurveda gerne bei Asthma bronchiale, bei anderen Atemwegsbeschwerden und bei Erkältungen eingesetzt. Daneben kommt Vasaka auch bei Rheuma, Wundschmerzen und als Mittel gegen Bluthochdruck zum Einsatz.

Yasthi Madhu – schützt die Schleimhäute

Yasthi Madhu bedeutet »süßer Stock« und ist bei uns besser unter dem Namen Süßholz bekannt. Verwendet werden vor allem die geschälten Wurzeln des Strauchs. Yasthi Madhu ist ein sehr gutes Auswurfmittel mit antibakterieller Wirkung, das bei Husten und Heiserkeit eingesetzt wird. Wegen seiner schleimhautschützenden Wirkung wird es auch bei Entzündungen des Zahnfleischs und der Mundschleimhaut verwendet sowie außerdem zur Vorbeugung und Behandlung von Magengeschwüren und Darmentzündungen. Yasthi Madhu stärkt das Immunsystem, und dank seiner zahlreichen Flavonoide wirkt es stark antioxidativ und schützt vor Genveränderungen.

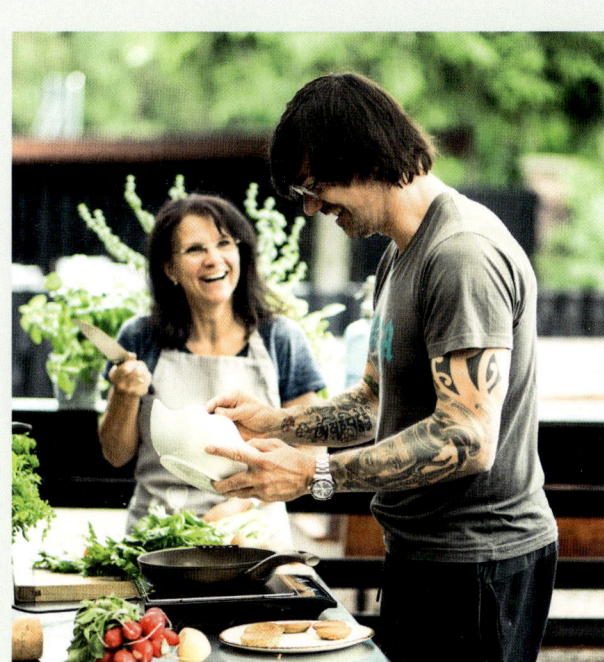

10 einfache Dinge, die das Leben besser machen

Ayurveda ist die Kunst der einfachen Medizin. Und tatsächlich braucht es nicht wirklich viel im Leben, nur die richtigen Impulse, Gedanken und Taten. Die folgende Liste gebe ich meinen Klienten seit Jahren sehr erfolgreich als kleine Inspiration mit. Vieles mag vielleicht banal klingen, aber die Wahrheit kommt oft unspektakulär daher. Unser Körper funktioniert zum Beispiel unbemerkt: Herzschlag, Atmung und all die komplizierten und raffinierten Prozesse dieses Wunderwerks passieren ohne unser Zutun. Allerdings müssen wir dafür sorgen, dass dieses Wunderwerk gut versorgt wird und »der Tempel, in dem die Seele wohnt«, so lang und so gesund wie möglich erhalten bleibt. Was nicht so kompliziert ist, wie es manchmal scheinen mag. Die folgende Liste ist im Bewusstsein um die Magie der kleinen und einfachen Dinge entstanden.

1. Nach dem Aufstehen eine Tasse warmes Wasser trinken, Darm sowie Harnblase entleeren und einen Zungenschaber benutzen. Einmal die Woche einen Entlastungstag einlegen, an dem es nur Suppe oder Tee gibt.

2. Mindestens 14 Stunden Zeit lassen von der letzten Mahlzeit am Abend bis zur nächsten Mahlzeit.

3. Eine überwiegend – zu 90 Prozent – vegetarische Ernährung bevorzugen. Wenn Fleisch, Fisch und Geflügel zur Mahlzeit verwendet werden, dann konsequenterweise nur wirkliches Wild, auf keinen Fall industriell hergestelltes Fleisch, Geflügel et cetera.

4. Sooft es geht warme Speisen bevorzugen, da sie den Stoffwechsel und den Darm entlasten. Bei der Zubereitung hochwertige Öle und Gewürze verwenden.

5. Möglichst nur frische Lebensmittel verwenden und keine Industrieware, dabei vor allem den Anteil an frischen Kräutern, Beeren, Wurzelgemüsen und Hülsenfrüchten erhöhen. Im Gegenzug den Anteil an Getreide-, Milch- und Weißmehlprodukten deutlich reduzieren.

6. Einmal am Tag 30 Minuten an die frische Luft und einmal die Woche eine bis zwei Stunden im Wald spazieren gehen.

7. Einmal die Woche leichte sportliche Betätigung, zum Beispiel Joggen, Radfahren, Laufen oder Nordic Walking, mit einem Puls von maximal 120 bis 140 Schlägen pro Minute.

8. Nie mit unausgesprochenem Ärger, Wünschen oder Bedürfnissen ins Bett gehen.

9. Jeden Abend eine kurze positive Bilanz des Tages ziehen und mit guten Gedanken in die Nacht gehen.

10. Jeden Tag 10 bis 20 tiefe, ganz bewusste Atemzüge nehmen.

Heilende Heimat: Volker und Das Lorscher Arzneibuch

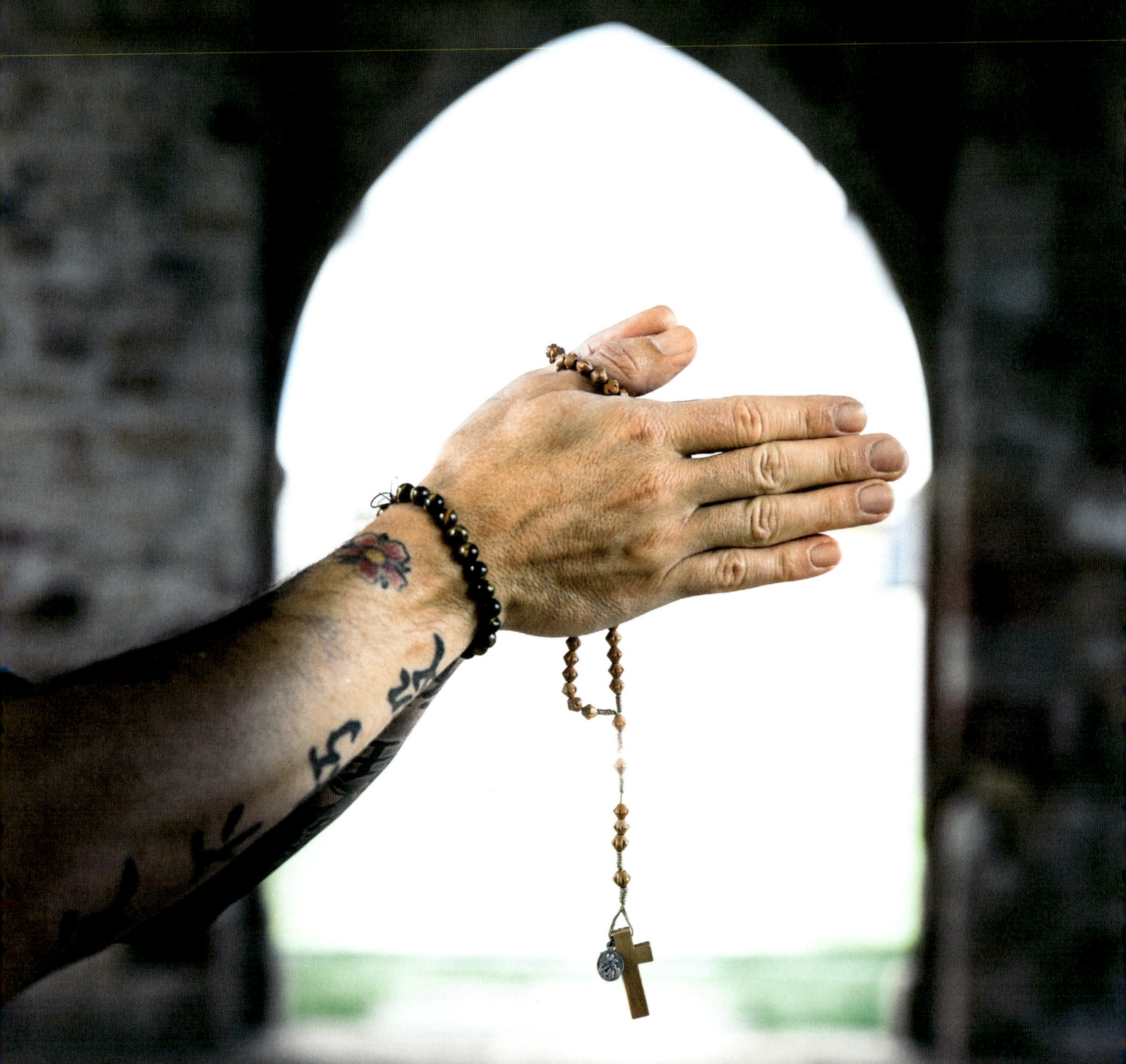

Nach Hause kommen

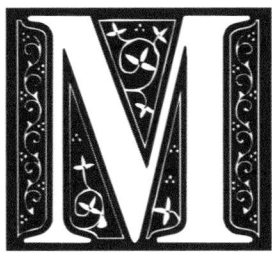ehr als 30 Jahre habe ich in Lorsch gelebt. Erst als ich von dort wegging und mich intensiver mit der Thematik Ayurveda auseinandersetzte, wurde mir klar, welch tiefe Bedeutung diese Kleinstadt in Südhessen wirklich hat. Insbesondere prägte den Ort das Kloster mit seinem weltberühmten Lorscher Arzneibuch, dem Standardwerk der frühmittelalterlichen Heilkunde. Nicht umsonst gehört das Kloster seit 1991 zum UNESCO-Welterbe. Angezogen hat mich das Kloster mit seinem Kräutergarten schon immer, nicht ohne Grund wäre ich einst fast in ein Benediktinerkloster eingetreten ... An diesem Ort spürt man ganz deutlich die Verbindung von weltlicher und spiritueller Heilkraft – und für mich auch ganz deutlich die Verbindung zum Ayurveda.

Im Ayurveda sagt man, man soll jeden Patienten wie einen Gott behandeln. Auch in der christlichen Tradition wird jede Begegnung mit einem Menschen einer Begegnung mit Gott gleichgestellt. In der Bibel finden sich verschiedenste Stellen dazu: Beispielsweise gilt es, sich selbst im anderen zu erkennen und diesen so zu behandeln, wie man sich selbst behandeln würde. Und besonders dann sollte man sich Gedanken über das eigene Verhalten machen, wenn dieses Gegenüber an einer Krankheit leidet. Ganz im Sinne dieser Tradition waren Klöster auch Hospital und Pflegestätte für Kranke. Jedes Benediktinerkloster hatte dafür einen eigenen Raum und einen heilkundigen Bruder, den Infirmar. Ein großer Förderer der Klosterheilkunde war Karl der Große, er erließ sogar ein Gesetz zum Anlegen von Kräutergärten.

Zeitenwende in der Medizingeschichte

Das älteste erhaltene und weltbekannte Buch der Klosterheilkunde ist das Lorscher Arzneibuch. Entstanden ist es sehr wahrscheinlich Ende des 8. Jahrhunderts unter dem Abt Richbod. Es ist in fünf Teile untergliedert und enthält insgesamt 482 Rezepturen, unterteilt in verschiedene Bereiche, darunter die Herstellung von Pillen, Tränken, Salben, Pasten, Latwergen (Breie), Pflaster, Zäpfchen und Ölen. Es gibt daneben auch Abschnitte über die Ernährung sowie über die Herkunft und Lagerung von Kräutern. Unter den Rezepten findet man auch einige für damalige Verhältnisse hochmoderne Verfahren und Methoden: Beispielsweise wird ein Antibiotikum auf der Basis von Honig, Schafdung und Käse beschrieben oder der psychotherapeutische Einsatz von Johanniskraut sowie die Verwendung von Glykosiden (siehe S. 58) bei Kreislaufbeschwerden.

Das Wegweisende und Bahnbrechende am Lorscher Arzneibuch sind allerdings nicht unbedingt die Rezepte. Man kann davon ausgehen, dass es sich in weiten Teilen um adaptiertes Wissen aus anderen Schriften und Texten handelt, weshalb in Fachkreisen auch ständig über den inhaltlichen Wert der Rezepturen diskutiert wird. Das wirklich Herausragende und Bedeutsame am Lorscher Arzneibuch ist, dass es erstmals die Erkenntnisse der antiken griechisch-römischen Medizin und damit ihrer Wurzel, des Ayurveda, mit christlichen Glaubensinhalten verband. Diese Synthese macht es nicht nur zu einem der bedeutendsten Werke der Literatur des frühen Mittelalters, sondern auch zum Ursprung für ein ganzheitliches, wegweisendes Medizinverständnis, das heute aktueller denn je ist. Besonders die Einleitung des Lorscher Arz-

51

neibuchs stellt einen elementaren Wendepunkt im Verständnis von Krankheit und der Wiederherstellung von Gesundheit dar.

Im Prinzip geht es dem Autor darum, eine biblische Argumentation zu liefern, wohl wissend, dass er mit seinem Ansatz auf extrem viel Widerstand stoßen wird. Bis zu diesem Zeitpunkt galt Krankheit nämlich als Gottesstrafe. Er kehrt diese Denkweise um und behauptet, es sei sein göttlicher Auftrag, Kranke zu heilen. Denn Gott wolle, dass es der Schöpfung und damit auch den Menschen gut gehe. Wenn jemand erkranke, dürfe man ihm helfen, um die Schöpfung wieder »heil« zu machen. Da dem Verfasser sehr wohl bewusst war, wie viel Aufsehen sein Ansatz erregen und dass ihm mächtig Ärger ins Haus stehen würde, beginnt er seine Einleitung vorsorglich mit einer Rechtfertigung für sein Werk:

»Ich bin genötigt, denen zu erwidern, die sagen, ich hätte dieses Buch unnützerweise geschrieben, indem sie behaupten, darin stehe nur wenig Wahres geschrieben. Jedoch wie taub höre ich nicht auf ihre Worte (Psalm 38, 14), weil ich die Notlage der Hilfsbedürftigen für wichtiger ansah, als den Tadel derer, die gegen mich tobten. Deshalb werde ich ihnen nicht mit meinen eigenen Worten antworten, sondern mit denen der Heiligen Schriften. Ist doch die menschliche Heilkunst nicht zu verschmähen, da feststeht, dass sie den göttlichen Büchern nicht unbekannt ist. Das bisher Gesagte werde also nunmehr mit der Gunst des Herrn fortgesetzt.«

Um das Bahnbrechende und Revolutionäre an diesem Bild zu verstehen, noch einmal ein kleiner Ausflug in die Gedankenwelt dieser Zeit: Bis dato und auch noch Jahrhunderte später galt Krankheit als Strafe Gottes für menschliches Fehlverhalten, und ein Eingreifen seitens der Menschen wäre damit Gotteslästerung gewesen. Der Autor des Arz-

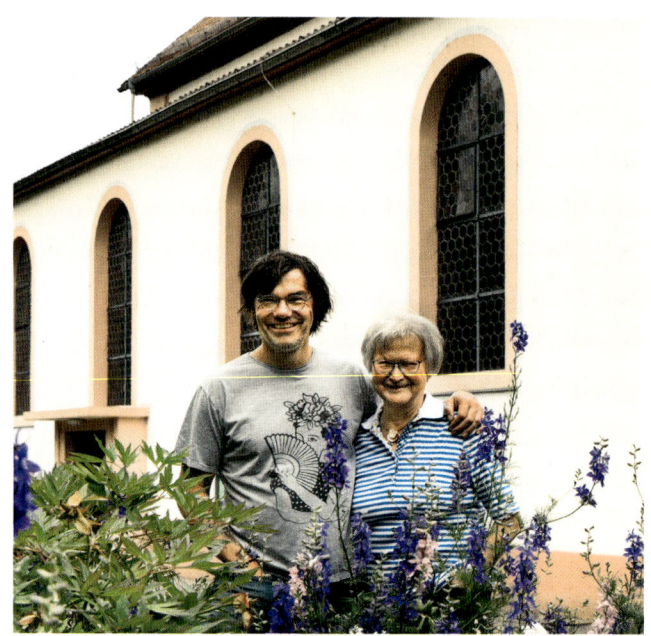

neibuchs argumentiert gegenläufig: Seiner Ansicht nach hat Gott die Welt und damit auch den Menschen als gut und heil erschaffen. Führe nun eine Krankheit dazu, dass es zu Abweichung und Disharmonie in der Welt kommt, ist es geradezu göttlicher Auftrag, den harmonischen Urzustand wiederherzustellen. Dieser Ansatz der Harmonie findet sich auch schon einige Jahrhunderte früher, unter anderem in der griechischen Antike beim berühmten Arzt Galenos, der vermutlich aus dem Ayurveda seine Säfte- oder Humorallehre entwickelte. Die Säftelehre fand wiederum Eingang in die Medizin des Mittelalters und beeinflusste bis ins 19. Jahrhundert auch die westliche Medizin.

Das Lorscher Arzneibuch hat besonders in der Medizin Weichen gestellt, die bis heute fortwirken, nämlich in der Verbindung von säkularer Wissenschaft und einer Ethik des Helfens. Und so war Lorsch gut 1200 Jahre vor meiner Geburt bereits ein Zentrum, in dem das Wissen des Ayurveda mit westlicher Spiritualität kombiniert wurde – wenn das mal keine denkbar guten Voraussetzungen für mich waren …

Der heilige Benedikt und Ayurveda

In vielen Gesprächen, die ich führe, kommt immer wieder eines zur Sprache: Offenbar leiden mehr und mehr Menschen unter der mangelnden Balance zwischen Arbeit und Leben. Ganz oft fällt der Begriff »Hamsterrad«. Sie sind nicht mehr in der Lage, innezuhalten und mit etwas Abstand einen Blick auf sich und ihr Leben zu werfen. Ich finde das sehr schade, denn das Bild des Hamsterrades symbolisiert eine resignierte Haltung, die ausdrückt: Immer weiter und weiter, Ausstieg unmöglich. Ein Tunnelblick, bei dem das fahle Licht am Ende allenfalls der nächste Urlaub oder sogar die Rente ist.

Jedes Leben hat Erfordernisse – mein Auto fährt nicht mit Karma, und auch ich muss genug Geld verdienen, um mein Team bezahlen zu können. Dennoch, das Wesentliche und Bedeutungsvolle lässt sich nur entdecken, wenn ich mich ganz bewusst für ein Leben in Freiheit entscheide. Entscheidende Fragen, die man sich in diesem Kontext stellen sollte, lauten: Wie kann ich zu mir stehen, ohne zu einem rücksichtslosen Egoisten zu werden, und trotzdem Verantwortung für andere übernehmen? Wie gehe ich achtsam, aber trotzdem unverkrampft mit meiner knappen Zeit um? Wie kann ich aus der massenhaften Flut an Informationen, die täglich auf mich einprasselt, das Wesentliche herausfiltern und Wichtiges von heißer Luft unterscheiden? Wie kann ich gelassen und entspannt bleiben, obwohl mein Leben von Hektik und Stress geprägt ist?

Ora et labora

Aus meiner Sicht liefert die Antwort die über 1500 Jahre alte Benediktsregel mit dem bekannten Motto: »Ora et labora« – bete und arbeite. Für mich hat Benedikt mit diesem Prolog und den dazugehörigen 73 Kapiteln eines der spannendsten Werke zum ganzheitlichen Leben sowie zum Umgang mit sich selbst und seiner Umwelt verfasst. Fünf Aspekte daraus erachte ich als ganz besonders wichtig und bedeutsam: die Gabe zum Erkennen des rechten Maßes, die Achtsamkeit, den Mut zum Dienen und zur Demut, den fest verwurzelten und dennoch flexiblen Geist und schließlich die heitere Gelassenheit.

Die Gabe zum Erkennen des rechten Maßes (discretio)

Der für mich wichtigste Aspekt und eine bedeutende Parallele zum Ayurveda ist die *discretio*. Der heilige Benedikt hat die Gabe für die maßvolle Unterscheidung »die Mutter aller Tugenden« genannt. An dieser Stelle noch einmal zum Vergleich das Zitat von Susruta:

»Ausgewogenheit der Funktionsprinzipien, Ausgewogenheit von Verdauung und Stoffwechsel, ausgewogene Funktion und Struktur der Gewebe. Ausgewogenheit der Ausscheidungen, strahlende Sinnesfunktion, strahlende Psyche, Zufriedenheit im Selbst, das wird Gesundheit genannt.«

Der Schlüssel zur Gesundheit ist die Gabe, alles mit rechtem Maß zu tun. Denn dauerhafte Askese kann genauso schädlich für Leib und Seele sein wie maßlose Völlerei. Auch im Umgang mit Mitmenschen und vor allem mit kranken Menschen spielt dieser Aspekt eine wichtige Rolle. Was kann jemand leisten, wozu ist er körperlich und seelisch in der Lage, ohne sich zu über- oder unterfordern? Die *discretio*, die Gabe der Unterscheidung, ist damit eines der wichtigsten Prinzipien für eine stabile körperliche und seelische Gesundheit.

Zur Verdeutlichung einige kleine Beispiele, wie du das rechte Maß wiederfinden kannst:

- Wenn du viel unter Menschen warst, gehe aktiv in die Ruhe und die Stille.
- Wenn du lange und hart gearbeitet hast, gehe mal wieder so richtig feiern und lass es krachen.
- Wenn du einen Tag beim Essen richtig zugeschlagen hast, halte dich am nächsten Tag zurück und lege einen Entlastungstag mit heißem Wasser und Suppe ein.
- Wenn du lange sitzen musstest, bewege dich in der Natur.
- Wenn du ernsthaft und seriös sein musstest, lass mal wieder den Clown raus.

Achtsamkeit

Hier ist vor allem der achtsame und sensible Blick auf den anderen, aber natürlich auch auf sich selbst gemeint. Im Umgang mit anderen Menschen werden uns die persönlichen Unterschiede deutlich, und selten ist mein Gegenüber so, wie ich es gerne hätte. In Beziehungen kann das zu Missverständnissen führen. Grundvoraussetzung für einen liebevollen Umgang mit anderen Menschen ist der achtsame und respektvolle Umgang mit unterschiedlichen Werten und Meinungen. Benedikt erachtet besonders das aufmerksame Zuhören als wichtig und damit auch die Annahme der Andersartigkeit jedes Menschen.

Übrigens: Das lateinische Wort *tolerare* als die Wurzel unserer »Toleranz« bedeutet nicht etwa »gut finden«, sondern »erdulden« oder »ertragen«. Ein achtsames Hinhören und Annehmen, im Gespräch

mit anderen, vor allem aber mit sich selbst, sind wichtige Säulen für die ganzheitliche Gesundheit.

Es geht Benedikt sogar um drei Aspekte: Hören, Annehmen und aktives Tun. Der Ursprung ist nicht zuletzt die liebevolle Annahme meiner selbst und meines Gegenübers, getragen von gegenseitigem Respekt und Vertrauen. Denn Zuhören bedeutet, meinem Gegenüber und mir selbst Raum zu lassen, um etwas Neues zu entdecken – vielleicht wiederzuentdecken, was meine Ansichten bestätigen oder auch völlig infrage stellen kann.

Benedikt drückt dies im ersten Absatz des Prologs seiner Ordensregel so aus: »Neige dein Ohr mir zu und höre.« Damit steht Benedikt ganz in der biblischen Tradition, denn auf den Wert des Zuhörens wird dort an verschiedenen Stellen hingewiesen: »Neige dein Ohr, mein Gott, und höre, tue deine Augen auf und sieh.« (Daniel 9, 18) Oder: »Neige deine Ohren und höre die Worte der Weisen und nimm zu Herzen meine Lehre.« (Sprüche 22, 17) Oder auch: »Herr, neige deine Ohren und erhöre mich; denn ich bin elend und arm.« (Gebet Davids, (Sprüche 22, 17)

Grundlegende Voraussetzung des Zuhörens ist eine Haltung des Sich-Öffnens, damit etwas Neues entstehen kann. Dafür braucht es allerdings Zeit und Ruhe, denn oft passiert es bei all dem Gehetze im Alltag, dass wir, statt uns zu öffnen, die Vorhänge noch weiter zuzuziehen. Die Folgen einer solchen Verschlossenheit sind Chaos in Beziehungen, ein überzogenes Ego und ungerechte Urteile.

Mut zum Dienen und zur Demut

»Amen, ich sage euch: Was ihr für einen meiner geringsten Brüder getan habt, das habt ihr mir getan.« (Matthäus 25, 40)

Ich habe leider oft den Eindruck, dass uns an vielen Stellen der Mut zur Demut abhandengekommen ist. Unbedingt muss uns immer alles gelingen, wir müssen höher, schneller, weiter – koste es, was es wolle. Wenn wir uns auf unserem wunderbaren Planeten umschauen, müssen wir uns eingestehen, dass diese Haltung einen hohen Preis fordert.

Die Wortbedeutung von Demut ist nicht »blinder Gehorsam« oder »Unterwürfigkeit«. Das deutsche Wort kommt von »dien-muot«, was »Wille zum Dienen« bedeutet. Es geht also um eine innere Haltung, eine kraftvolle, mutige Übernahme von Verantwortung.

Wenn es in der Bibel heißt: »Macht euch die Erde untertan«, war damit sicher nicht gemeint: Fischt die Meere leer, sammelt sinnlos Milliarden und beutet die Natur gnadenlos aus. Wenn uns schon göttliche Kraft in Gestalt eines wachen Geistes und der führenden Rolle auf diesem Planeten geschenkt wurde, dann, um Wertschätzung, Respekt und Liebe in die Welt zu bringen. Damit wir einen liebe- und respektvollen Umgang mit dem, was uns anvertraut wurde, pflegen.

Auch bei der Demut geht es um die rechte Balance. Die Balance zwischen dem Mut, eigenständige Entscheidungen zu treffen, und dem Mut, Dinge zu respektieren, die nicht in der eigenen Macht stehen. Demütige Menschen gehen mutig voran und erkennen im Dienen die verantwortungsvolle Kraft für Beständigkeit, Fürsorge und Handeln in größerem Maßstab, weit über die eigenen Bedürfnisse hinaus.

Fest verwurzelt und dennoch flexibel

Zu einem mutigen Leben gehört die nötige Bodenhaftung, eine achtsame Verbindung zu sich selbst und ein flexibler, wacher Geist. Im Yoga verwende ich dafür gern das Bild eines großen und stabilen Baums, der sich im Sturm leicht hin und her bewegt. Um diese Standhaftigkeit zu erlangen, muss der Baum seine Wurzeln tief in die Erde wachsen lassen. Genauso erfordert es Mut und Bodenhaftung, sich weiterzuentwickeln, aber auch, Dinge annehmen zu können.

Durch die vielen Aufenthalte in verschiedensten Klöstern wurde mir klar, dass die größte Herausforderung der klösterlichen Lebensweise nicht die Ehelosigkeit, die Enthaltsamkeit oder die Armut, sondern die Demut ist. Nicht immer das machen zu können, was einem gerade in den Sinn kommt. Nicht in den Urlaub fahren zu können, wenn es einem passt, nicht auf die Party zu gehen oder auf die Uni, die ich gern besuchen möchte. Und darüber hinaus Gott in allem zu sehen und dankbar zu sein. Das ist ja unmenschlich! Stimmt, genau das ist es – diese Kraft kommt aus einer anderen Quelle.

Heitere Gelassenheit

»Giovanni, nimm dich nicht so wichtig« ist einer der berühmtesten Sätze von Papst Johannes XXIII. Zu dieser Aussage gehört folgende Anekdote: Ein junger Bischof kam zum Papst und klagte, dass er wegen der Last seines Amtes nicht mehr schlafen könne. Daraufhin antwortete Johannes: »Mein Sohn, als ich zum Papst gewählt wurde, bin ich erschrocken vor der Würde dieses Amtes und ich konnte eine Zeit lang überhaupt nicht mehr schlafen. Einmal bin ich aber doch kurz eingenickt, da erschien mir ein Engel im Traum, und ich erzählte ihm meine Not. Daraufhin sagte der Engel: ›Giovanni, nimm dich nicht so wichtig.‹ Seitdem kann ich wieder wunderbar schlafen.«

Es gibt auch den schönen Satz: »Es wird nirgends so viel gelacht wie im Kloster.« In der Tat kann ich mich an diverse lustige und lange Abende im Kloster erinnern. Beispielsweise bin ich vor mehreren Jahren im Kloster Einsiedeln in der

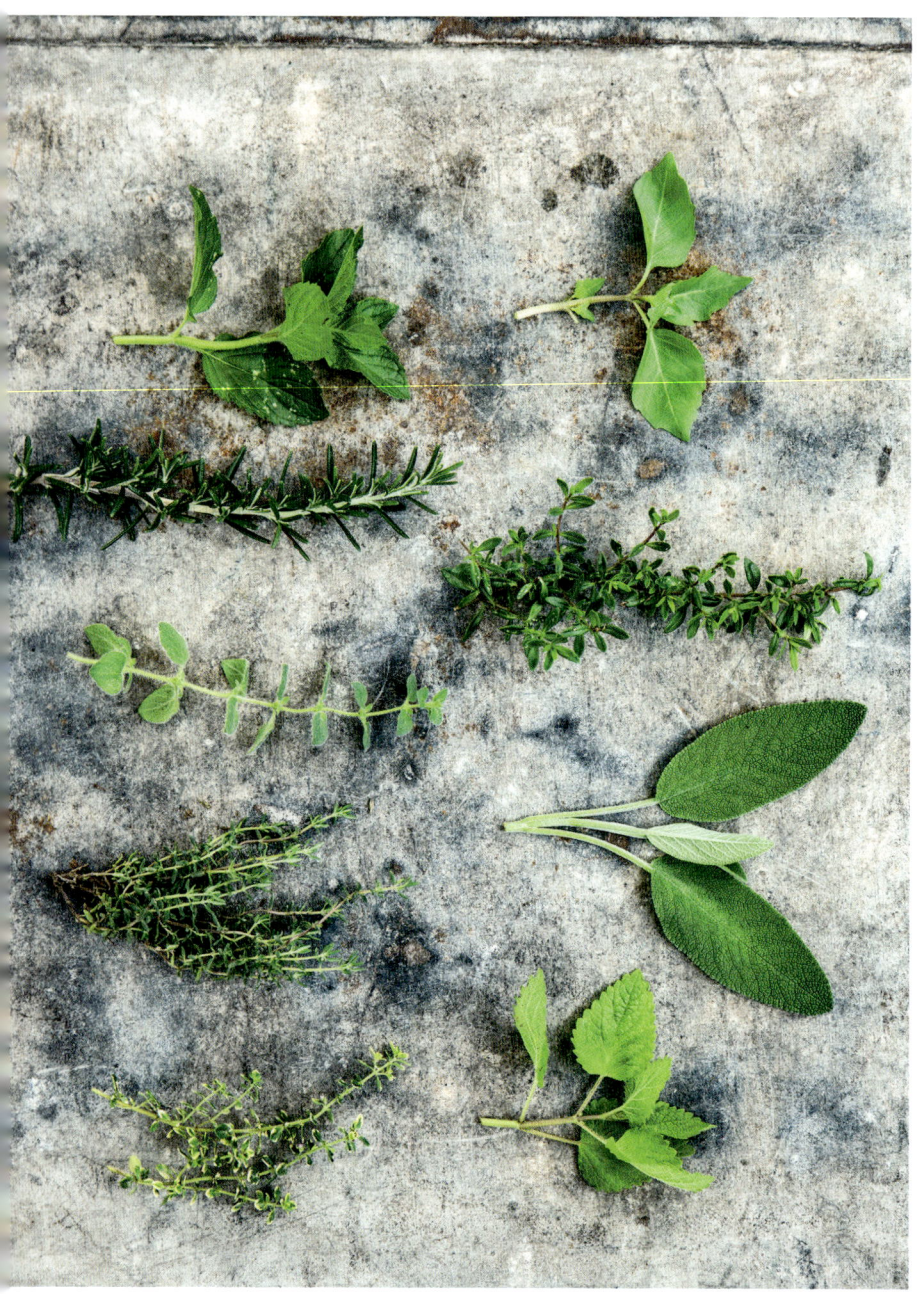

bensfreude so enorm wichtig und Humor ein sehr effektives Mittel der Problemlösung. Das kommt allerdings nicht von allein und auch nicht über Nacht, denn der benediktinische Alltag ist von einem stetigen Wechsel aus dem bereits zitierten Beten und Arbeiten geprägt, von einem ständigen Einüben und Bewusstwerden der eigenen Menschlichkeit in all ihren Facetten.

Walahfrid und sein Kräutergarten

Ein ganz wichtiger Ort in jedem Kloster war natürlich der Kräutergarten, meist angelegt nach dem Vorbild des Mönches Walahfrid, der das Bild von Menschen und Pflanzen dieser Zeit auf ganz besondere Weise geprägt hat und noch bis heute prägt. Walahfrid Strabo wurde um 810 im Bodenseeraum geboren und trat als 15-Jähriger dem dortigen Benediktinerkonvent bei. Sein Name Strabo, der Schieler, deutet darauf hin, dass er wohl ein Augenleiden hatte, was ihn aber offenbar bei der Arbeit mit seinen geliebten Pflanzen nicht behinderte. Nach Stationen im Kloster Fulda und am Aachener Kaiserhof wurde Strabo zum Abt des Klosters Reichenau berufen.

Schweiz bei Fondue, Wein und »Kaffee Fertig« (genauer: einer fiesen Mischung aus süßem Espresso und Kirschwasser) versackt. Nicht, dass es jetzt heißt, im Kloster werde dauernd getrunken, aber für Benedikt ist Lebensfreude das Ergebnis von Selbsterkenntnis, Tatkraft und Gelassenheit. Tun und Lassen müssen dabei immer in Balance sein. In der Spiritualität der Benediktiner ist deshalb Le-

Hier entstand auch sein bekanntes Lehrgedicht Über die Gartenpflege (De cultura hortorum), kurz Hortulus (»Gärtlein«) genannt. Im Prinzip ist dieses Gedicht die erste schriftliche Kunde über den Gartenbau, die wir auf deutschem Boden haben, und eines der wichtigsten botanischen Werke des frühen Mittelalters. In 444 Versen werden auch die klassischen 24 Heilkräuter beschrieben, die immer noch im Lorscher Klostergarten angepflanzt werden. Daneben beschreibt er weitere Küchen- und Zierpflanzen, die bis zum heutigen Tag in unseren Gärten zu finden sind. Das Besondere an dem Gedicht ist, dass es weit mehr als nur eine Zusammenfassung des Wissens darstellt, das Strabo von einer bestimmten Pflanze hatte. Jede seiner Pflanzenbeschreibungen reflektiert die Zuneigung und Bewunderung, die der Verfasser für seine Pflanzen empfindet. Walahfrid sieht die Pflanzen nicht nur als nützlich oder schön, für ihn sind sie ein sichtbarer Beweis für Gottes Schöpfung.

Den Kräutergarten des Strabo mit seinen 24 klassischen Heilkräutern kann man heute wieder besuchen – er wurde beim Münster auf der Insel Reichenau 1991 nach den Angaben des Abtes neu angelegt.

Zusammen-wirken

Heilkräftige Pflanzen in unserer Heimat können ebenso wie die Heilkräuter im Ayurveda bis zu mehrere Hundert Wirkstoffe enthalten. In ihrer natürlichen Umgebung dienen die Wirkstoffe in erster Linie zwei Zwecken:
1. Schutz vor Fressfeinden
2. Anlocken von Bestäubungsinsekten
Diese Wirkstoffe, vor allem die sogenannten Flavonoide und Terpene, finden sich in verschiedenen Gemüsesorten und bei Bäumen, da sie hier den gleichen Zweck erfüllen sollen. Und eben genau diese Wirkstoffe sind interessant für unseren therapeutischen Einsatz. Besonders spannend und einzigartig ist die gegenseitige Pufferwirkung der verschiedenen Pflanzenwirkstoffe - dadurch sind sie zum einen besser verträglich und zum anderen noch wesentlich effizienter als einzelne, isolierte Substanzen.

Eigenschaften und Wirkstoffe einheimischer Pflanzen

Ätherische Öle
- Duften sehr stark
- Verdunsten
- Wirken antibakteriell und antiviral
- Wirken ausgleichend auf die Psyche
- Typische Pflanzen: Lavendel, Minze, Kiefer, Rose, Teebaum, Zitrone

Gerbstoffe
- Wirken zusammenziehend und entzündungshemmend
- Lindern Halsschmerzen
- Äußerlich anwendbar bei Geschwüren
- Wirksam bei Hautpilz
- Heilsam bei Verbrennungen
- Typische Pflanzen: Hamamelis, Eichenrinde, Brombeerblätter

Bitterstoffe
- Wirken verdauungsfördernd
- Lindern Völlegefühl und Verdauungsschwäche
- Helfen bei Gallenschwäche
- Typische Pflanzen: Löwenzahn, Wegwarte, Enzian, Hopfen, Schafgarbe

Schleimstoffe
- Wirken einhüllend
- Wirken erweichend
- Lindern Reizhusten
- Hilfreich bei Magen-Darm-Beschwerden
- Heilungsfördernd bei Wunden
- Typische Pflanzen: Spitzwegerich, Huflattich, Beinwell, Eibisch

Glykoside

Unter Glykosiden versteht man Zuckerverbindungen, die sehr giftig sein können, da sie unter anderem Digitoxin und Blausäure enthalten. In Maßen wirken diese Inhaltsstoffe jedoch therapeutisch, etwa das Salicin, der natürliche Vorläufer der Acetylsalicylsäure (Wirkstoff in Aspirin®).

- Wirken blutverdünnend und gerinnungshemmend
- Wirken schmerzlindernd
- Typische Pflanzen: Fingerhut, Bittermandel, Maiglöckchen, Weide

Saponine

- Wirken harntreibend
- Fördern die Wirkstoffaufnahme, deshalb häufig in Teemischungen verwendet
- Reizen Schleimhäute und Nieren bei Überdosierung
- Werden in Seifen verwendet
- Typische Pflanzen: Seifenkraut, Ringelblume, Taubnessel, Lindenblätter

Flavone

- Wirken herzstärkend
- Wirken gefäßerweiternd
- Wirken blutdrucksenkend
- Wirken gerinnungshemmend
- Typische Pflanzen: Holunderblüten, Lindenblüten, Birkenblätter, Ginster

Cumarine

Diese Wirkstoffe sind leicht erkennbar: Sie duften nach Heu.

- Wirken gerinnungshemmend
- Wirken durchblutungsfördernd
- Lindern Kopfschmerzen
- Wirken blutdrucksenkend

- Werden häufig in Mottenkissen verwendet
- Typische Pflanzen: Waldmeister, Lavendel, Steinklee, Labkraut

Alkaloide

In der richtigen Dosis sind diese Wirkstoffe hochwirksam, in zu hoher Dosis aber auch giftig.

- Vielfältig einsetzbar, unter anderem bei starken Schmerzen
- In Genussmitteln wie Tabak, Kaffee und Tee zu finden
- Wirkstoffe starker Heilpflanzen wie Schlafmohn und Schöllkraut
- Typische Pflanzen: Eisenhut, Tollkirsche, Bilsenkraut, Brechnuss

Phytohormone

- Wirken ähnlich wie Östrogen und Progesteron
- Lindern Beschwerden in den Wechseljahren
- Einsetzbar bei PMS und Menstruationsbeschwerden
- Hilfreich bei Prostatabeschwerden und Blasenschwäche
- Typische Pflanzen: Salbei, Yams, Mönchspfeffer, Soja, Schafgarbe

Vitamine und Mineralien

- Wirken immunstärkend
- Besitzen antioxidative Eigenschaften
- Lindern Abgeschlagenheit und Müdigkeit
- Hilfreich bei Hautproblemen
- Typische Pflanzen: Früchte, grüne Blätter, Gemüse, Getreide

Meine Top Ten der einheimischen Heilkräuter

Im Folgenden findest du eine kleine Auswahl an altbewährten Kräutern, mit denen ich selbst gute Erfahrungen gemacht habe und die bei uns gut erhältlich sind. Im Anhang (siehe S. 158) sind Bezugsadressen sowohl für die Ayurveda-Kräuter als auch für die heimischen Kräuter aufgelistet; dazu gibt es noch einen Link über meine Seite mit einem kleinen Rabatt.

1. Ackerschachtelhalm

Der Schachtelhalm regt nachweislich die Harnbildung an. Daher kann er immer dann eingesetzt werden, wenn die Wasserausscheidung gefördert werden soll. In bestimmten Situationen bildet der Körper unerwünschte Wasseransammlungen (Ödeme), etwa nach Verletzungen, Störungen der Durchblutung oder in Verbindung mit dem prämenstruellen Syndrom (PMS).

Tee zur Entwässerung und Entgiftung: Ca. 6 Gramm Ackerschachtelhalmkraut in etwa 150 Milliliter siedendem Wasser 5 bis 10 Minuten kochen, dann ziehen lassen und nach etwa 15 Minuten abseihen. Wenn nicht anders verordnet, mehrmals täglich 1 Tasse frisch bereiteten Tee zwischen den Mahlzeiten trinken.

2. Augentrost

Nomen est omen: Augentrost wird in Europa seit dem 14. Jahrhundert bei Augenbeschwerden wie Reizungen, Entzündungen von Augenlidrand und Bindehaut, Sehstörungen und Augenermüdung eingesetzt. Früher wurde die Pflanze abgekocht, und der Sud wurde für Umschläge, Augenbäder und Waschungen verwendet. Heute gibt es hygienisch einwandfreie und reizstofffreie Tropfen in jeder Apotheke.

Augenspülung: Wer die Augenspülung dennoch selbst herstellen möchte, verwendet eine 2-prozentige Abkochung (2 Gramm des Krauts auf 100 Milliliter Wasser), 3- bis 4-mal täglich. Zur Behandlung von Gerstenkörnern kann ein heißer Umschlag aufgelegt werden.

Tee-Aufguss bei Magenproblemen, Husten und Heiserkeit: 2 bis 3 Gramm getrocknetes Kraut auf 1 Tasse kochendes Wasser oder in kaltem Wasser ansetzen und kurz aufkochen; 5 bis 10 Minuten ziehen lassen.

3. Beifuß

Die moderne Anwendung von Beifußkraut beschränkt sich auf den Einsatz als Magenbitter zur Behandlung von Verdauungsstörungen und Appetitmangel. Die Bitterstoffe auf der Zunge regen die Speichelproduktion an. Reflexartig wird mehr Magensaft und Gallensekret produziert. Der Magen wird saurer, und die Verdauungstätigkeit steigt. Nach geregelter Zersetzungsfunktion normalisieren sich oft auch die begleitenden Verdauungsbeschwerden wie Appetitlosigkeit, Völlegefühl und breiiger Stuhlgang.

Verdauungsfördernder Tee: Soll der Tee den Appetit anregen, trinkt man ihn etwa 30 Minuten vor dem Essen. Möchte man hingegen die Gallentätigkeit anregen, sollte der Tee erst nach der Mahlzeit getrunken werden. Für die Zubereitung dieses Aufgusses nimmt man ½ bis 2 Gramm der getrockneten Pflanze, übergießt sie mit heißem Wasser und lässt die Mischung 10 Minuten ziehen. 2- bis 3-mal täglich von dem Sud trinken. Bitte beachten: Pro Tag sollten allerdings nicht mehr als 2 Gramm des Krauts aufgenommen werden. Alternativ kann man, anstatt den Aufguss zu trinken, auch das zerstoßene Kraut einnehmen (1 Messerspitze, 5- bis 6-mal täglich).

Fußbad: Die Römer glaubten, Beifuß mache die müden Beine der Soldaten wieder munter. Sie säten ihn an ihren großen Fernstraßen aus. Heute noch steht der Beifuß in dem Ruf, als Fußbad wärmend und entspannend zu wirken und dabei sogar Unterleibsbeschwerden zu lindern.

4. Dill

Dillfrüchte werden traditionell bei Verdauungsstörungen, Blähungen und als harntreibendes Mittel verwendet. Ebenso werden die ätherischen Öle zur Entwässerung eingesetzt. Dillfrüchte eignen sich als Teezubereitung zur Linderung von Blähungen und Koliken bei Säuglingen und Kleinkindern. Zudem haben wissenschaftliche Untersuchungen die krampflösende und bakterienhemmende Wirkung der Inhaltsstoffe von Dill bestätigt.

Dilltee bei Blähungen oder Völlegefühl: Für 1 Tasse Dilltee 1 Teelöffel Dillfrüchte zerstoßen und mit 100 Milliliter heißem Wasser aufgießen. 5 Minuten ziehen lassen und abseihen.

In der Volksheilkunde gab man unruhigen Kindern Dillsamen zum Kauen oder mischte diese als Schlafmittel in die Milch.

5. Engelwurz

Nachweislich fördert die Engelwurz aus der Familie der Doldenblütler den Fluss der Verdauungssäfte. Zudem wird ihr eine krampflösende und gallenflussfördernde Wirkung zugeschrieben. Die Engelwurz wird daher bei Appetitmangel, Magenkrämpfen und Blähungen eingesetzt.

Innerliche Anwendung:
Aufguss:
- 1 ½ Gramm getrocknete Wurzel mit 150 Milliliter siedendem Wasser übergießen und den Sud 3-mal täglich vor dem Essen trinken oder

- 2 bis 5 Gramm getrocknete Blätter, 3-mal täglich vor dem Essen einnehmen.

Tinktur (1 : 5):
- Die Tinktur aus den Blättern wird 3-mal am Tag aufgetragen (2 bis 5 Milliliter).
- Bei der Wurzeltinktur werden 1 ½ Gramm pro Tag empfohlen.

Flüssigextrakt (1 : 1):
- Vom Extrakt aus den Blättern 3-mal täglich 2 bis 5 Milliliter einnehmen.
- Vom Extrakt aus der Wurzel 1 ½ bis 3 Gramm pro Tag einnehmen.

Ätherisches Öl:
- Vom Öl der Wurzel oder Blätter 10 bis 20 Tropfen am Tag verwenden.

Äußerliche Anwendung:
Engelwurzbad: 100 Gramm Engelwurz mit 1 Liter Wasser übergießen und zum Sieden bringen. Flüssigkeit 15 Minuten kochen und abseihen, dann dem Vollbad hinzugeben. Bei Bedarf 2 Bäder pro Woche nehmen.

6. Huflattich

Bei akuten Entzündungen der Atemwege wird von vielen Heilpraktikern folgende Mischung (oder eine Variante davon) verschrieben, die man sich in der Apotheke zusammenstellen lassen kann:
- 10 Gramm Süßholzwurzel
- 20 Gramm Isländisch Moos
- 30 Gramm Eibischblüten
- 20 Gramm Huflattichblätter
- 20 Gramm Spitzwegerichblätter

Für die Teezubereitung, sei es aus der beschriebenen Teemischung oder ausschließlich aus den getrockneten Blättern der Pflanze, werden 1 bis 2 Teelöffel mit 1 Tasse heißem, nicht mehr kochendem Wasser aufgegossen. 5 bis 10 Minuten ziehen lassen, danach abseihen und 3-mal täglich je 1 Tasse trinken. Wer mag, kann den Tee noch mit Honig süßen, was gereizten Schleimhäuten eine zusätzliche Linderung verschafft.

7. Johanniskraut

Die wichtigste Indikation von Johanniskraut ist die Behandlung von leichten Depressionen, depressiven Verstimmungen, Stimmungsschwankungen sowie Angst- und nervösen Zuständen.
Johanniskrauttee: Der Tee (2 Teelöffel auf 150 Milliliter Wasser) wird 3-mal täglich getrunken.

8. Kapuzinerkresse

Die Senföle gelten als pflanzliche Antibiotika und werden bei Blasenentzündung und Erkältung eingesetzt.
Wer einen Tee zubereiten möchte, übergießt 20 bis 30 Gramm frische Blätter mit heißem, aber nicht kochendem Wasser und trinkt davon 2 bis 3 Tassen pro Tag. Bei längerem Kochen verliert die Kapuzinerkresse ihre Wirksamkeit.
Besonders lecker und auch etwas fürs Auge sind die Blüten als Dekoration in Salaten oder Dips.

9. Lein

Die Schleimstoffe aus dem Leinsamen nehmen viel Wasser auf und quellen dadurch stark auf. Diese Volumenzunahme stimuliert die Darmbewegung, und der Schleim macht den Stuhl zusätzlich geschmeidig. Er trägt zur Reizlinderung und zur Gleitverbesserung bei. Man nimmt außerdem an, dass sich der Schleim über die Oberfläche des Magens und Darms legt und besonders auf entzündete Bereiche schützend und reizlindernd wirkt.
Verstopfung: 1 bis 2 Esslöffel ganze Samen (ganz oder »aufgeschlossen«, aber nicht geschrotet) mit 150 Milliliter Wasser 2- bis 3-mal täglich zwischen den Mahlzeiten einnehmen. Leinsamen nicht vorquellen lassen! Sie sollen erst im Darm aufquellen. Magenschleimhautentzündung (Gastritis) und Dünndarmentzündung (Enteritis): 2 bis 3 Esslöffel geschrotete (zerkleinerte) Samen als Schleim einnehmen.

10. Ringelblume

Die Saponine, Triterpene und Flavonoide aus den Blüten der Ringelblume werden für die wundheilende Wirkung der Pflanze verantwortlich gemacht. Sie zeigen entzündungshemmende und antimikrobielle Eigenschaften. Aus der Pflanze isolierte Zuckerstrukturen können außerdem bestimmte Immunfunktionen anregen.
Für eine äußerlich-lokale Anwendung sind Zubereitungen mit ganzen Blüten oder Randblüten für Aufgüsse sowie andere Zubereitungen – Tinkturen, Cremes, Lotionen und Salben – verfügbar, zu denen Gesichtslotionen, Badeemulsionen, Seifen, Shampoos und Präparate zur Behandlung von Hautrötung, Ödemen und Sonnenbrand zählen.

Innerliche Anwendung:

- 1 bis 2 Gramm getrocknete Blüten mit 150 Milliliter kochendem Wasser übergießen, den Aufguss 3-mal täglich trinken.

Äußerliche Anwendung:

- 2 bis 5 Gramm der Heilpflanze auf 100 Gramm Salbengrundlage
- Tinktur (1 : 5 in Alkohol) unverdünnt anwenden, für Kompressen 1 : 3 verdünnen

Zehn Rezepte von Hildegard von Bingen

»Hat der Mensch die Heiterkeit seines Gemütes wiedererlangt, dann kehren auch die Gefäße in ihren gesunden Zustand zurück.«

Hildegard von Bingen

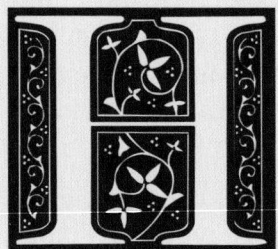 ildegard von Bingen war mit Sicherheit eine der bekanntesten Persönlichkeiten, die mit ihren Rezepturen und Texten eine frühe Form von europäischem Ayurveda geprägt hat, man könnte sie auch eine anonyme Ayurvedi nennen. Denn es gab schon zu allen Zeiten Menschen mit einem tieferen Verständnis und Wissen über die Zusammenhänge der Natur und der sie umgebenden Welt. Daneben konnte sie als Benediktinerin zusätzlich auf ein umfangreich zusammengetragenes Wissen zurückgreifen. Aufgrund der geografischen Nähe und der Bedeutung des Klosters Lorsch kannte sie sicherlich auch das Lorscher Arzneibuch. Da die Klostermedizin ihre Wurzeln in der griechisch-römischen Tradition und diese wiederum viele Aspekte aus dem Ayurveda aufgegriffen hat, gibt es hier viele Parallelen. Denn Hildegard hat in weiten Teilen das damals bereits bekannte Wissen angewandt und es durch ihr Wissen und ihre Erfahrungen erweitert. Die Wirkung wärmender, kühlender, trockener und feuchter Lebensmittel wie Galgant, Ysop und Dinkel gehörte schon Jahrhunderte vor Hildegard, auch durch das Lorscher Arzneibuch, zum therapeutischen Grundwissen vieler Klöster. Dank Hildegard hat dieses Wissen eine starke Verbreitung erfahren und erfreut sich bis heute großer Beliebtheit.

Da in jedem von uns ein Heiler steckt und selbst gemachte Medizin energetisch ausgesprochen positiv aufgeladen ist, findest du im Folgenden meine zehn Lieblings-Hildegard-Do-it-yourself-Rezepte.

1. Akelei-Sternanis-Honig

(bei Verschleimung)
30 g Akeleiblüten, -blätter und -samenkapseln
4 Sternanis
250 g Waldhonig

Blüten, Blätter und Samen fein hacken und mit Sternanis unter den Honig mischen. 4 Wochen an einem dunklen Ort ruhen lassen. Bei Erkältung 3-mal am Tag 1 Esslöffel einnehmen, Kinder 3-mal täglich 1 Teelöffel. Den Honig in 6 bis 8 Monaten aufbrauchen.

2. Akelei-Sternanis-Wein oder -Saft

(bei Erkältung und Halsentzündungen)
750 ml Rotwein oder Traubensaft
4 Sternanis
50 g frische Akeleiblüten

Wein oder Saft aufkochen, Sternanis dazugeben. Den Topf vom Herd nehmen und die Mischung über Nacht ziehen lassen. Die Blüten mit einem Weizengrasentsafter auspressen, den Blütensaft mit Wein oder Saft mischen und in eine dunkle Flasche füllen. Bei den ersten Symptomen 4- bis 6-mal täglich 1 Schnapsgläschen des Weins oder Safts trinken. Für Kinder entweder den Saft verwenden oder den Wein mit etwas Wasser verdünnen.

3. Andornwein oder -saft

(bei Erkältung und Heiserkeit)
4 EL gemischte Kräuter, z. B. Andorn, Dill,
Fenchel, Königskerze, getrocknet oder frisch,
je nach Verfügbarkeit
750 ml Rotwein oder Saft

Die Kräuter mit dem Wein oder Saft aufkochen. Den Topf vom Herd nehmen und die Mischung über Nacht ziehen lassen. Durch ein Sieb in eine dunkle Flasche abseihen und innerhalb von 6 Monaten aufbrauchen. Erwachsene nehmen 4- bis 5-mal täglich 1 Schnapsglas voll zu sich, Kinder die Hälfte.

4. Bärwurz-Apfel-Ingwer-Honig

*(bei Verdauungsproblemen, Asthma
bronchiale, zum Entschlacken)*
500 g Äpfel, entkernt, in Stücken
200 g Waldhonig
1 TL Ghee oder Olivenöl
1 EL frischer, gehackter Ingwer
80 g Bärwurz-Gewürzmischung

Äpfel in etwas Wasser weich dünsten, Wasser abgießen. Die Äpfel zerstampfen und in ein Sieb geben, damit auch das Restwasser abtropfen kann. Honig im Wasserbad auf maximal 40 °C erwärmen. Ghee in einem kleinen Topf erhitzen und den Ingwer darin glasig dünsten. Anschließend alle Zutaten in einer Schüssel gut vermischen, in Einmachgläser füllen und an einem dunklen Ort ziehen lassen. Den Honig als Kur täglich morgens auf nüchternen Magen so lange nehmen, bis er aufgebraucht ist.

5. Betonienkrautkissen

*(bei schlechten Träumen und
innerer Unruhe)*
750 g Betonienkraut
Baumwollkissen (30 x 30 cm)

Das Kraut in das Kissen füllen und etwas andrücken. Das Kissen ist ca. 6 Monate zu verwenden. Betonie oder Heilziest ist leider fast komplett in Vergessenheit geraten, bei Hildegard war es ein sehr beliebtes Mittel gegen Albträume und Schlafstörungen. Beide Kräuter sind in diversen Onlineshops erhältlich.

6. Brennnesselöl

(bei Gedächtnisschwäche)
*50 g frisches Brennnesselkraut
(Blätter und Stiele)*
50 ml Olivenöl

Die Brennnessel frisch pressen, den Saft mit dem Öl mischen und in ein dunkles Fläschchen füllen. Vor dem Schlafengehen je 5 Tropfen auf beide Schläfen reiben. Das Öl hält sich ca. 12 Monate an einem dunklen Ort.

7. Edelkastanienhonig

*(bei Leber- und Stoffwechselträgheit,
verjüngend)*
250 g Waldhonig
35 g Edelkastanienmehl

Honig und Kastanienmehl mischen und in ein dunkles Glas füllen. Als Kur über mindestens 3 Monate 3-mal täglich 1 Teelöffel zu den Mahlzeiten einnehmen. Der Honig ist 1 Jahr haltbar.

8. Engelsüß-Salbei-Pulver

(bei Magen-Darm-Entzündungen)
40 g getrockneter Salbei
80 g Engelsüßwurzel-Pulver

Salbei möglichst fein mörsern beziehungsweise pulverisieren, mit Engelsüß-Wurzelpulver mischen und in ein dunkles Glas füllen. Bei Beschwerden als Kur über maximal 4 Wochen täglich 1 Teelöffel davon zu einer Mahlzeit einnehmen.

9. Galganthonig

(bei Müdigkeit)
500 g Bio-Honig
50 g Galgantwurzelpulver

Bio-Honig im Topf leicht erwärmen (nicht kochen!). Das Galgantwurzelpulver unterrühren und im Honig auflösen. Bei Bedarf 2 Teelöffel vor dem Frühstück nehmen.

10. Wegwarten-/Zichorienkaffee

(bei Magenbeschwerden)

Der Wegwarten- oder Zichorienkaffee ist für Magen, Leber, Harnblase und Herz sehr bekömmlich und gesund. Im Gegensatz zum Bohnenkaffee, der den Körper übersäuert, enthält der Zichorienkaffee weder Koffein noch Säure. Den Zichorienkaffee aufbrühen und mit Zimt, Kardamom oder Kakaopulver verfeinern. Wer möchte, kann auch etwas Sahne dazugeben!

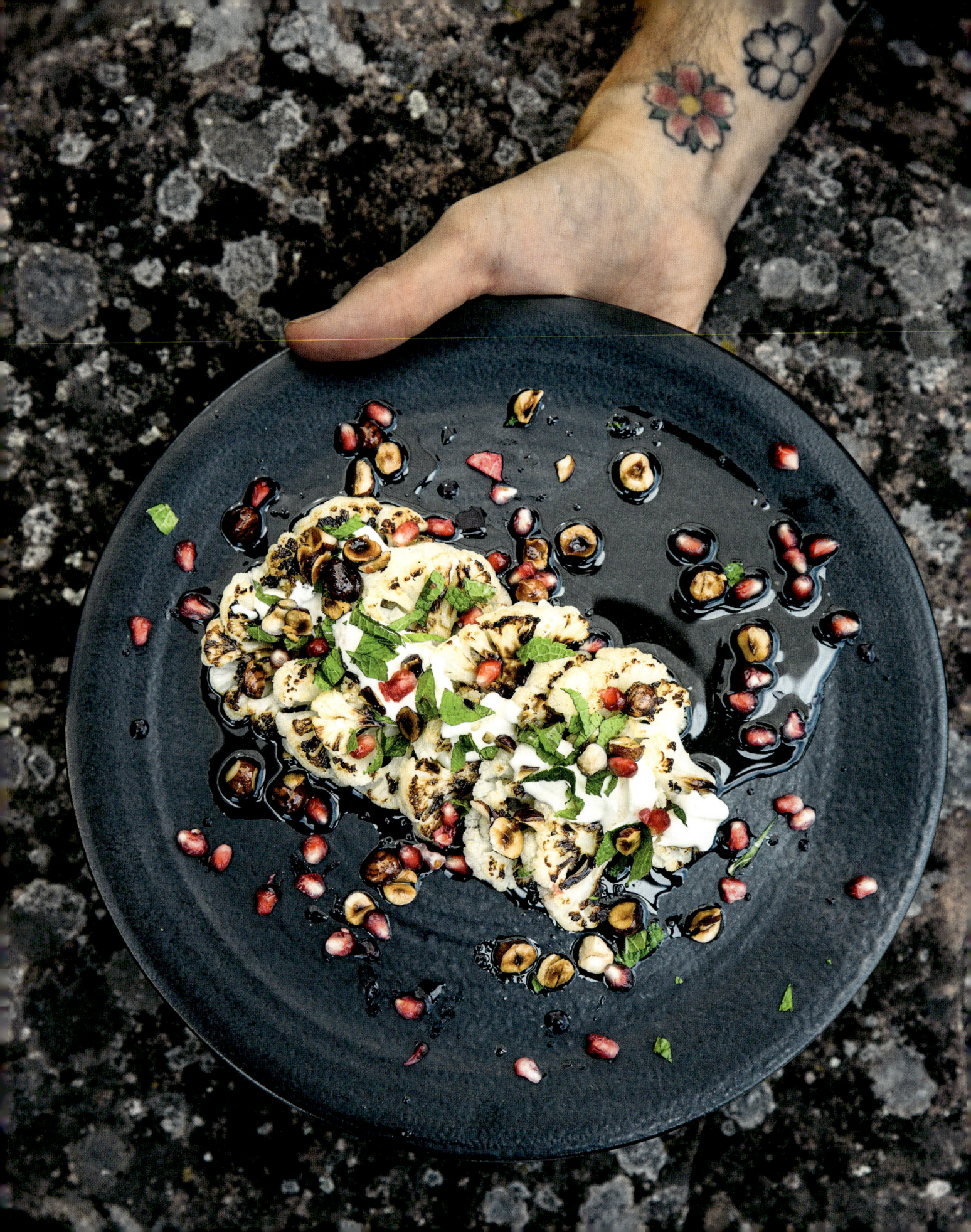

Teil II

Heilung aus dem Kochtopf

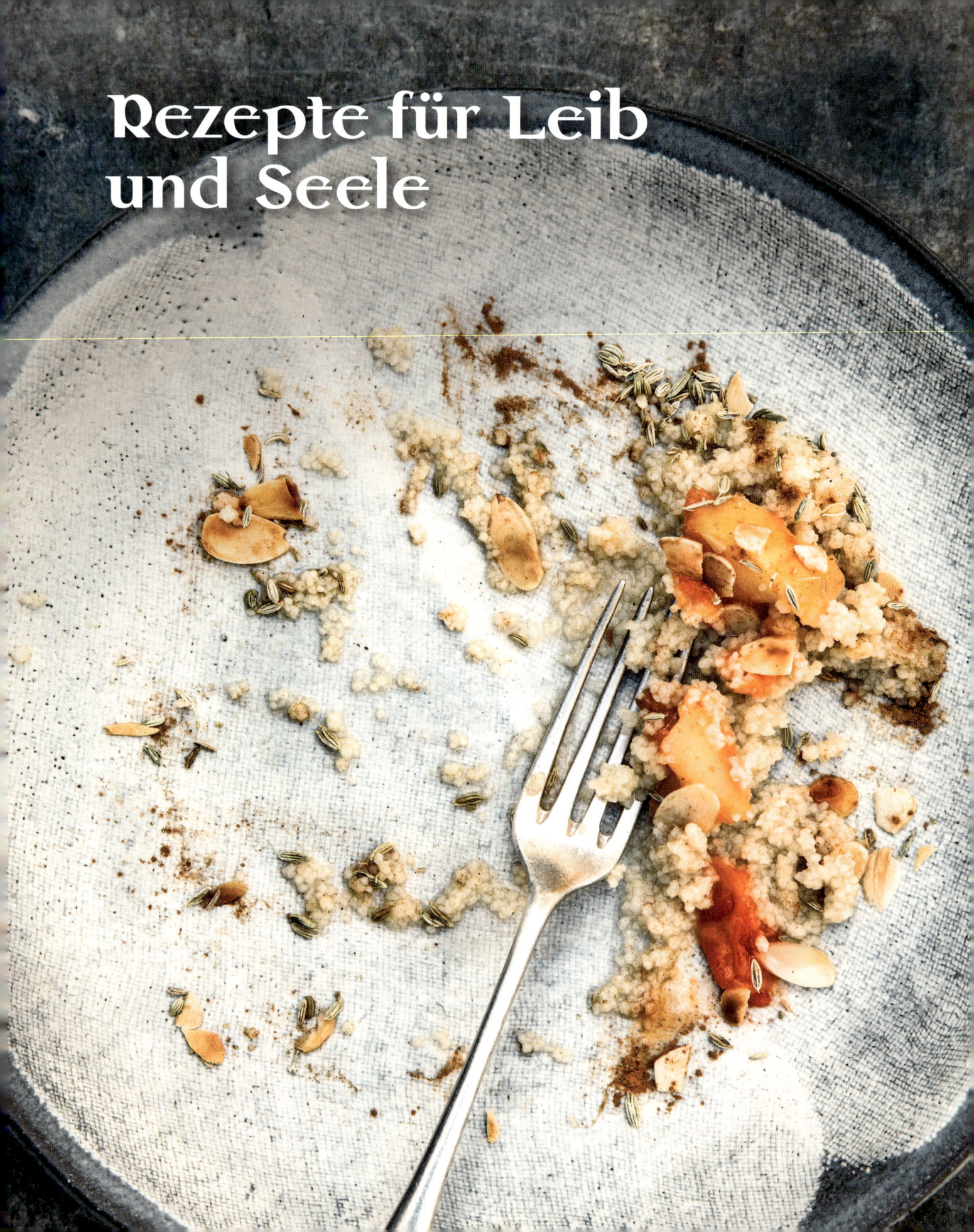

Rezepte für Leib und Seele

Meine Fusion:
Ayurveda und Klosterküche

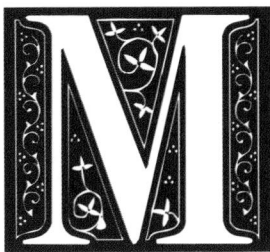 ich trieb schon seit mehreren Jahren die Idee um, endlich einmal ein Buch zu machen, in dem ich meine eigenen, christlich geprägten Wurzeln mit meiner Ayurveda-Philosophie verbinden kann, da ich nicht nur Fan von regionalen Kartoffeln, sondern auch von regionaler Spiritualität bin. Daneben habe ich in meiner über zehnjährigen Tätigkeit als Berater und Begleiter immer mehr erlebt, wie elementar wichtig die Bedeutung von Spiritualität bei der Heilung ist. All das wollte ich in dieses Buch und damit auch in die Rezepte einfließen lassen.

Bei den Rezepten geht es mir vor allem um drei Aspekte:
1. Klarheit
2. Wirkung
3. Umsetzbarkeit

Ich wollte, dass die Rezepte eine klare Einfachheit und dennoch Kraft besitzen. Ich bin ein großer Fan des Architekten Ludwig Mies van der Rohe, der den berühmten Satz: »Less is more« in seiner Arbeit zu seinem Motto erkoren hatte. Seine Entwürfe sind glasklar, ohne Firlefanz, und dennoch absolute Klassiker mit einer ganz starken Aura. Denn die wahre Lebenskunst liegt nicht nur in der Architektur in der Reduktion und Fokussierung ohne Verzicht.

So war die Überlegung zu den Rezepten vor allem diese: Wie viel brauche ich wirklich, um am Ende auch im Sinne des Ayurveda ein gelungenes Rezept zu kreieren? Und das war eine ziemliche Herausforderung. Denn gerade vor dem Hintergrund des Ayurveda ist man immer geneigt, da noch etwas und hier noch etwas in den Topf zu werfen. Genau das habe ich dieses Mal bewusst nicht getan; dennoch war mir im Hinblick auf den Titel des Buchs echte Wirksamkeit der einzelnen Zutaten, und vor allem die synergetische Wirkung aller Zutaten zusammen, wichtig.

In der Kombination Chili, Knoblauch, Salbei, Oregano und Olivenöl ist zum Beispiel eine kleine Apotheke auf einem einzigen Teller versammelt! Der Mut zu einer gewissen Reduktion resultiert mit Sicherheit aus meiner mittlerweile langjährigen Erfahrung und dem Bewusstsein, wie effektiv scheinbar ganz banale Dinge und Rezepte sein können.

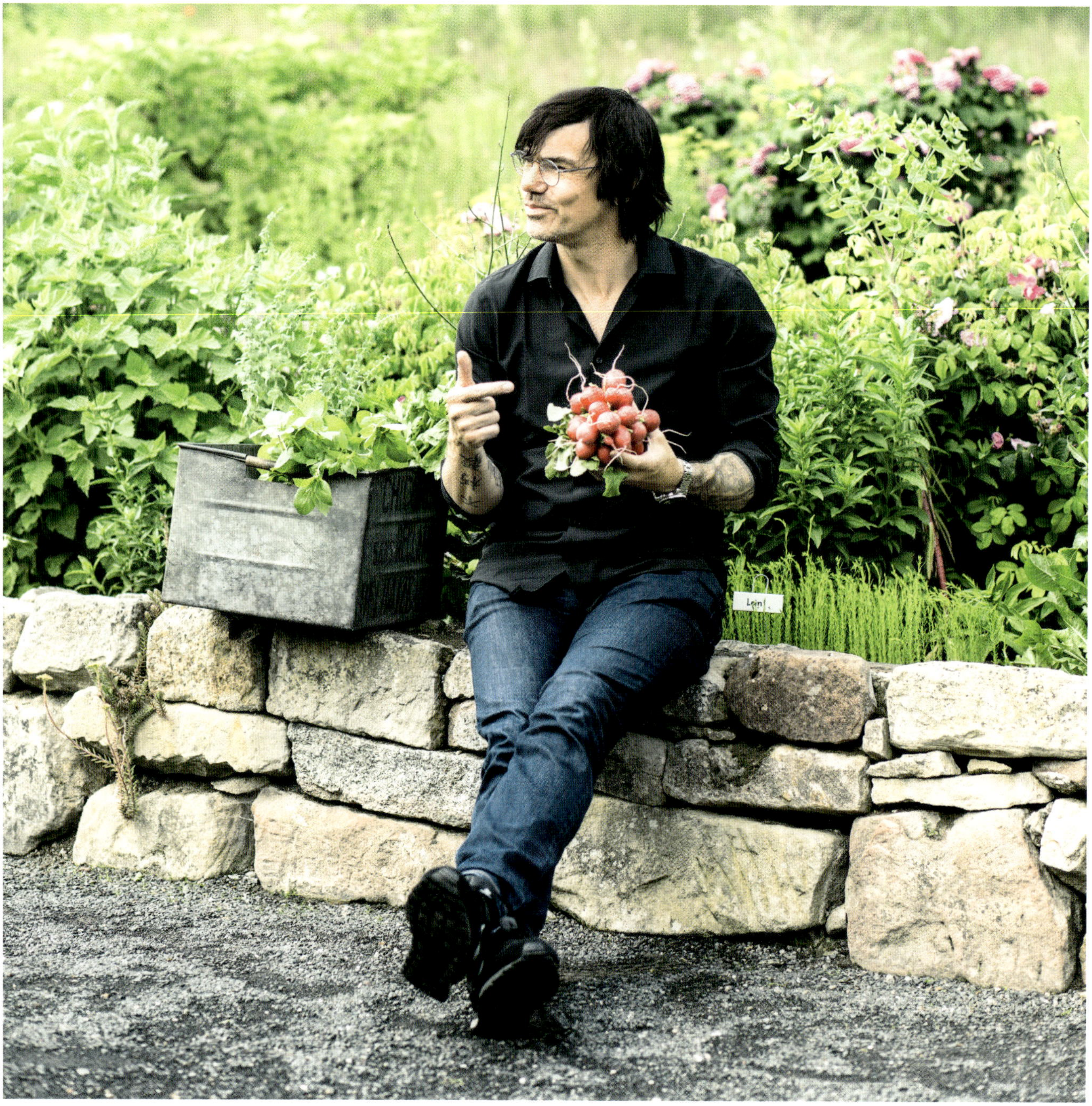

Das Neandertaler-Argument

Ganz oft noch, vor allem von Männern, kommt immer noch das Argument, ohne Fleisch hätte sich unser Gehirn nicht so weit entwickeln können und man habe auf Dauer Mangelerscheinungen. Das ist mittlerweile mehrfach belegter Unsinn, zeigt allerdings, dass die Fleischdiskussion, wie das Thema Ernährung im Allgemeinen, hoch emotional werden kann. Diverse internationale Studien zeigen im Übrigen, dass sich vegetarische Ernährung besonders bei Krankheitsbildern wie Übergewicht, Bluthochdruck, Gicht, Osteoporose, Herz-Kreislauf-Erkrankungen, Diabetes, Rheuma, Darm-,

Prostata- und Brustkrebs und vielem mehr, extrem positiv auswirkt. Der Objektivität halber muss natürlich auch erwähnt werden, dass Menschen, die einmal pro Woche etwas Geflügel, Fisch oder hochwertiges Fleisch essen, statistisch in Bezug auf gewisse Krankheiten genauso unauffällig sind wie reine Vegetarier. Erst ab zweimal Fleischkonsum in der Woche gibt es erste Häufungen.

Fleisch war vor nicht allzu langer Zeit noch eine Art Luxusprodukt, man denke an Omas Sonntagsbraten. In den meisten Traditionen ist man dem Lebewesen, das man getötet hat, mit größtem Respekt begegnet, es hat schließlich sein Leben gelassen, um ein anderes zu nähren.

Fleisch kann im Falle von Auszehrung und Schwäche therapeutisch sinnvoll sein, aber nur dann. Es geht im Ayurveda nicht um Ideologie, man ist vielmehr davon überzeugt, dass die Art und Weise, wie das Lebewesen gelebt hat und getötet wurde, auf das Fleisch übergeht und damit auch auf den Menschen, der es verzehrt.

Zurück zu den modernen Neandertaler-Männern, die sich so gern auf die Steinzeit berufen: Sie laufen im Gegensatz zu ihren fitten Vorfahren nicht bis zu 100 Kilometer durch den Wald, um mit ganz viel Glück ein Stück Wild zu erlegen. Die Wahrheit ist: Der moderne westliche Mann hat im Schnitt zwischen zehn bis 40 Kilo Übergewicht, sitzt täglich mindestens acht Stunden im Büro, verbringt maximal 20 Minuten an der frischen Luft, legt ungefähr 800 Meter zu Fuß zurück und erlegt sein Wild an der Metzgertheke oder im Supermarkt-Kühlregal.

Die Steinzeit haben wir hinter uns gelassen: Kein Mensch, und auch kein Mann, braucht heute noch Fleisch zu verzehren, um zu überleben. Wenn es denn Fleisch sein muss, dann sollte es frei lebendes Wild sein. Wild bewegt sich ausreichend in seinem natürlichen Lebensraum und ernährt sich von echten Naturprodukten.

Bei all der schönen Theorie müssen die Rezepte natürlich auch noch umsetzbar sein, denn was nützt es, wenn der Mehl viel erzählt, aber kein Mensch die Rezepte ohne Aufwand nachkochen kann? Deshalb habe ich auch darauf geachtet, dass 99 Prozent der Zutaten in jedem Supermarkt zu bekommen sind.

Die Rezepte sind für drei bis vier Personen berechnet, je nach Appetit und Menüfolge.

Genuss für alle drei Doshas

Auch in diesem Buch, wie schon in den neun Vorgängern, verzichte ich ganz bewusst auf eine Zuordnung der Rezepte nach den Doshas. Meiner Erfahrung nach führt das, vor allem bei Neueinsteigern ins Ayurveda, mehr zu Verwirrung denn zur Erleuchtung. Mein Fokus auf allen Rezepten liegt, ganz im Sinne des Bewusstseins über die elementarte Bedeutung des Verdauungsfeuers (siehe S.34), vor allem auf der minimalen Belastung für den Stoffwechsel: Denn das ist heilsam für alle Doshas. Ein anderer, fundamentaler Trick ist, darauf zu achten, dass möglichst alle sechs Geschmäcker in einer Mahlzeit enthalten sind (siehe S. 29). Da die sechs Geschmäcker aus allen Dosha-Elementen bestehen, ist für jeden Konstitutions-Typ etwas dabei.

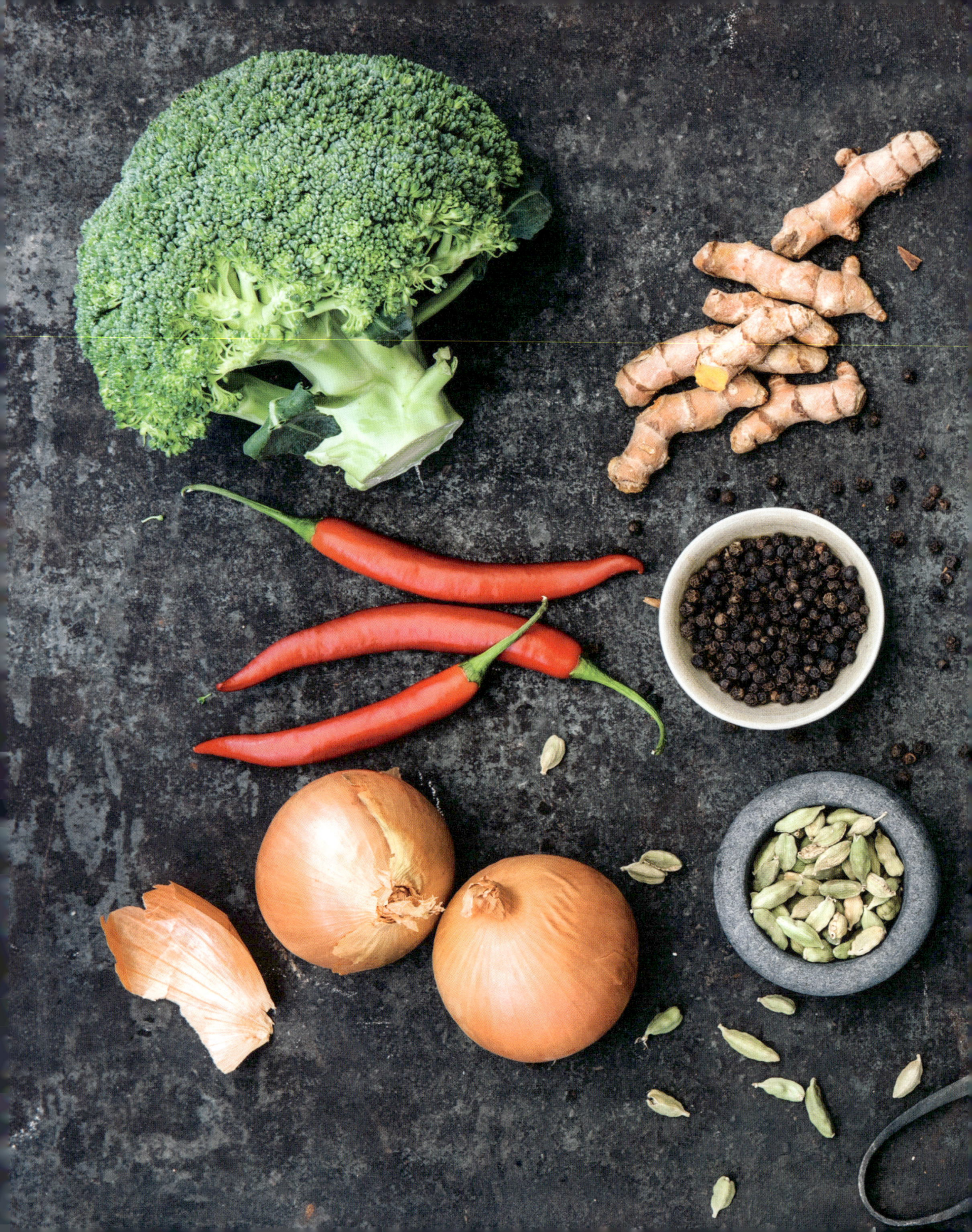

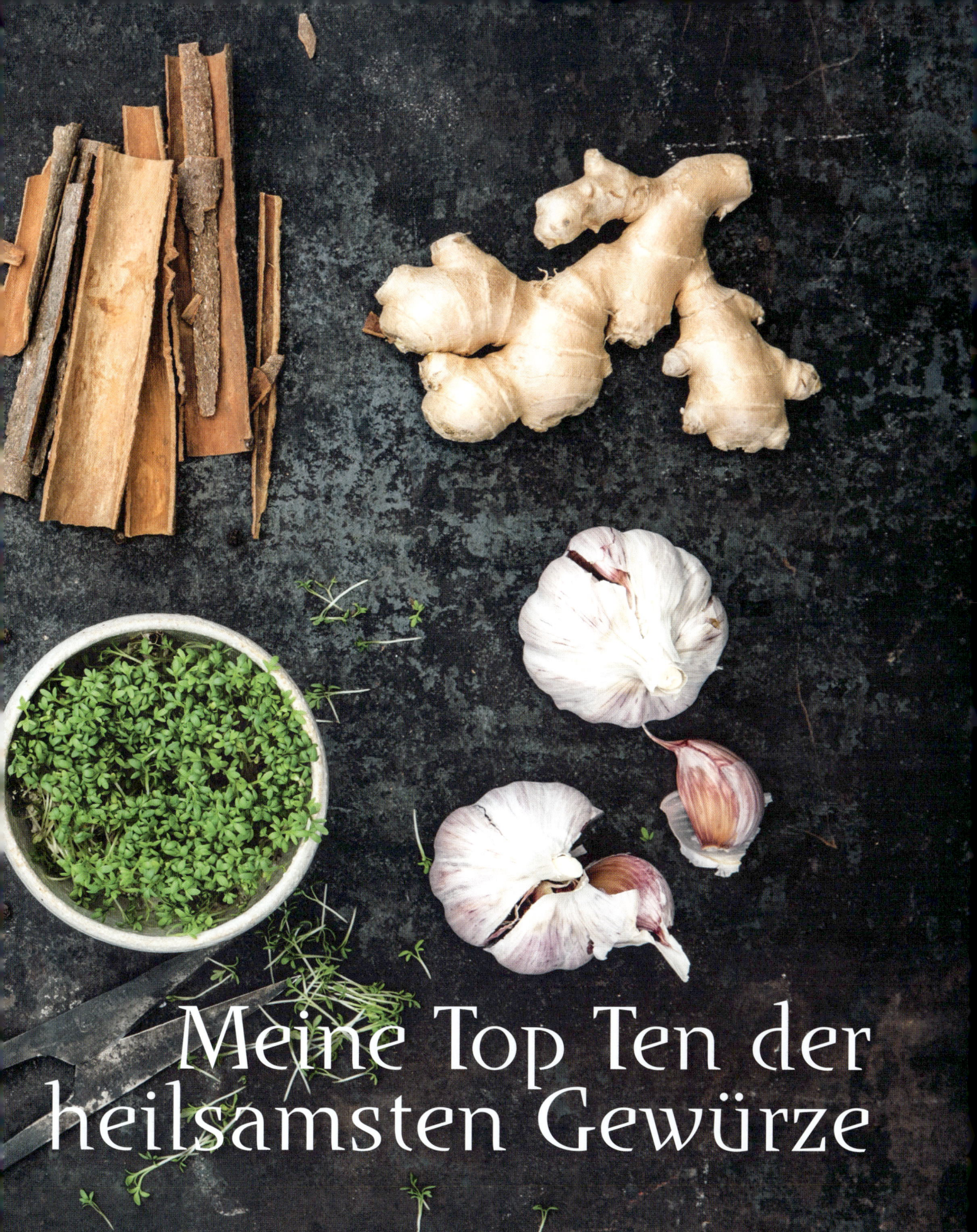

Meine Top Ten der heilsamsten Gewürze

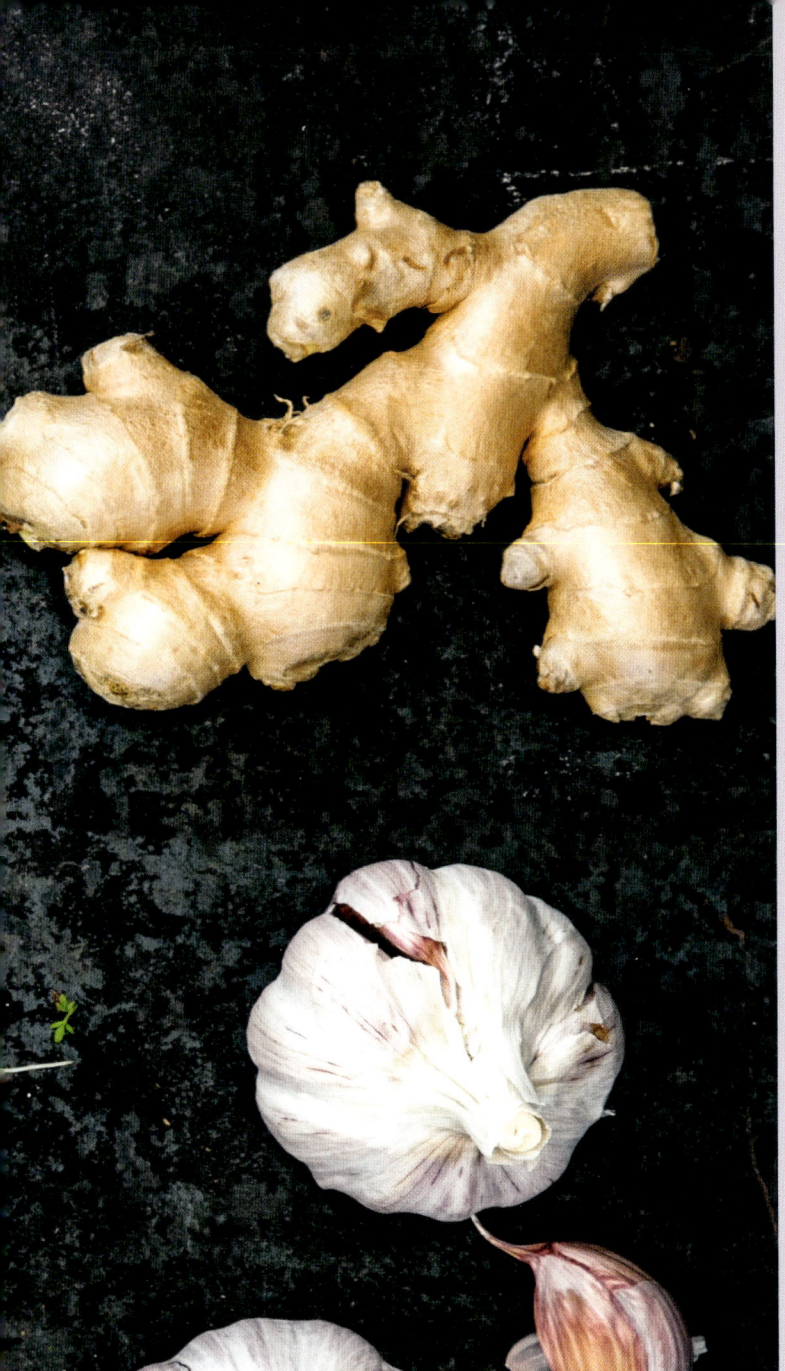

1. Ingwer

ist dir bereits auf Seite 48 begegnet, dort beschrieb ich seine vielfältigen Wirkungsweisen: So hilft die aromatische Knolle unter anderem gegen Magenverstimmung, Verdauungsbeschwerden und Arthritis.

2. Kurkuma

Über die Wunderkraft des Kurkuma kannst du auf Seite 46 nachlesen: Von der Stärkung des Immunsystems, über die Behandlung von Krebs und Arthritis bis hin zum äußerlichen Einsatz bei Hautkrankheiten reicht das breite Wirkspektrum von Kurkuma. Die Wirkung wird zusammen mit schwarzem Pfeffer multipliziert.

3. Chili

Ein sprichwörtlich scharfes Antioxidans: Verantwortlich dafür ist das farb- und geruchlose Capsaicin. Je höher der Capsaicinanteil in der Chilischote ist, desto schärfer ist sie und umso größer ist auch ihr antioxidatives Potenzial. Da Chilis zudem ähnlich wie Paprika reichlich Karotinoide enthalten, freuen sich die Augen, aber auch das Herz über den Einsatz von Chilis. Diese sekundären Pflanzenstoffe beteiligen sich außerdem sehr effektiv am Kampf gegen Prostata- und Brustkrebs.

4. Zwiebeln

Wie der Knoblauch sind auch Zwiebeln eine seit Jahrtausenden bekannte Apotheke an Wirkstoffen. Sie sind reich an Fruktanen: wasserlösliche Oligo- und Polysaccharide, die die Zwiebel vor dem Austrocknen schützen. Da Fruktane beim Menschen Blähungen verursachen können, sollte man die Zwiebeln vor dem Verzehr kurz andünsten.

5. Knoblauch

Allicin ist der Inhaltsstoff, dem der Knoblauch nicht nur seinen Geruch, sondern auch seine Hauptwirkung verdankt. Allicin wirkt antioxidativ und verlangsamt den

Wenn du deiner Gesundheit etwas Gutes tun willst, sollte mindestens eines dieser Gewürze täglich auf deinem Speiseplan stehen: Ingwer, Kurkuma, Chili, Zwiebeln, Knoblauch, Pfeffer, Brokkoli, Kresse, Kardamom und Zimt. Sie sind überall günstig erhältlich und haben extrem hohen therapeutischen Wert.

Ein paar der folgenden Pflanzenhits habe ich bereits im Ayurveda-Teil vorgestellt und natürlich tauchen sie auch in meinen Rezepten regelmäßig auf:

Alterungsprozess. Hier noch ein Auszug aus dem umfangreichen Heilkatalog des Knoblauchs: Er hilft zum Beispiel gegen Verdauungsstörungen, Infektionen, Atemwegserkrankungen, hält die Gefäße sauber, wirkt antioxidativ und stabilisiert den Blutdruck.

6. Pfeffer

Er wirkt als wärmendes Stimulans, verringert die Schleimbildung in den Lungen, regt die Leber an und verbessert die Verdauung. Im Ayurveda verwendet man Pfeffer vor allem bei Husten, Erkältung, Asthma, Übergewicht, Tuberkulose und Bronchitis. Aufgrund seiner blutreinigenden und schmerzstillenden Wirkung wird er auch bei Arthritis, Gicht und Ischias eingesetzt.

7. Brokkoli

Brokkoli ist einer der Superstars unter den Gemüsen. Das liegt vor allem an einem ganz besonderen Inhaltsstoff: Sulforaphan, einem starken Antioxidans, das an mancher Stelle als mächtigste natürliche Krebswaffe bezeichnet wird. Insbesondere deshalb, weil der Stoff auch bei Krebs im fortgeschrittenen Stadium wirksam sein soll. Außerdem wirkt die Schwefelverbindung nachweislich lindernd bis sogar heilend bei Arthritis, Heuschnupfen und Verdauungsbeschwerden.

8. Kresse

Auch die Kresse verfügt über das Schwefelverbindungs-Powerpaket wie der Brokkoli: Sie wirkt antioxidativ, kann in der Bekämpfung von Brustkrebs eingesetzt werden und hilft bei Durchfall und Muskelschmerzen.

9. Kardamom

Die Samenkapseln liefern ein wertvolles ätherisches Öl, dessen Inhaltsstoffe schleimlösend und antibakteriell wirken, sowie der durchblutungsfördernde Kampfer. Das Gewürz regt Magen, Galle und Speicheldrüsen an, mehr Sekret zu bilden. Damit können auch schwerere Mahlzeiten besser verdaut werden und ein aufgeblähter Bauch oder unangenehmes Völlegefühl verschwinden.

10. Zimt

Die Zweige des tropischen Zimtbaumes werden von ihrer äußeren Rinde befreit und getrocknet. Das Ergebnis sind Zimtstangen, gemahlen ergeben sie Zimtpulver. Er wird im Ayurveda klassisch bei erhöhtem Blutzucker- und Cholesterinspiegel eingesetzt. Zimt kurbelt als das Verdauungsfeuer an und kann laut Studien sogar zur Krebsprävention eingesetzt werden.

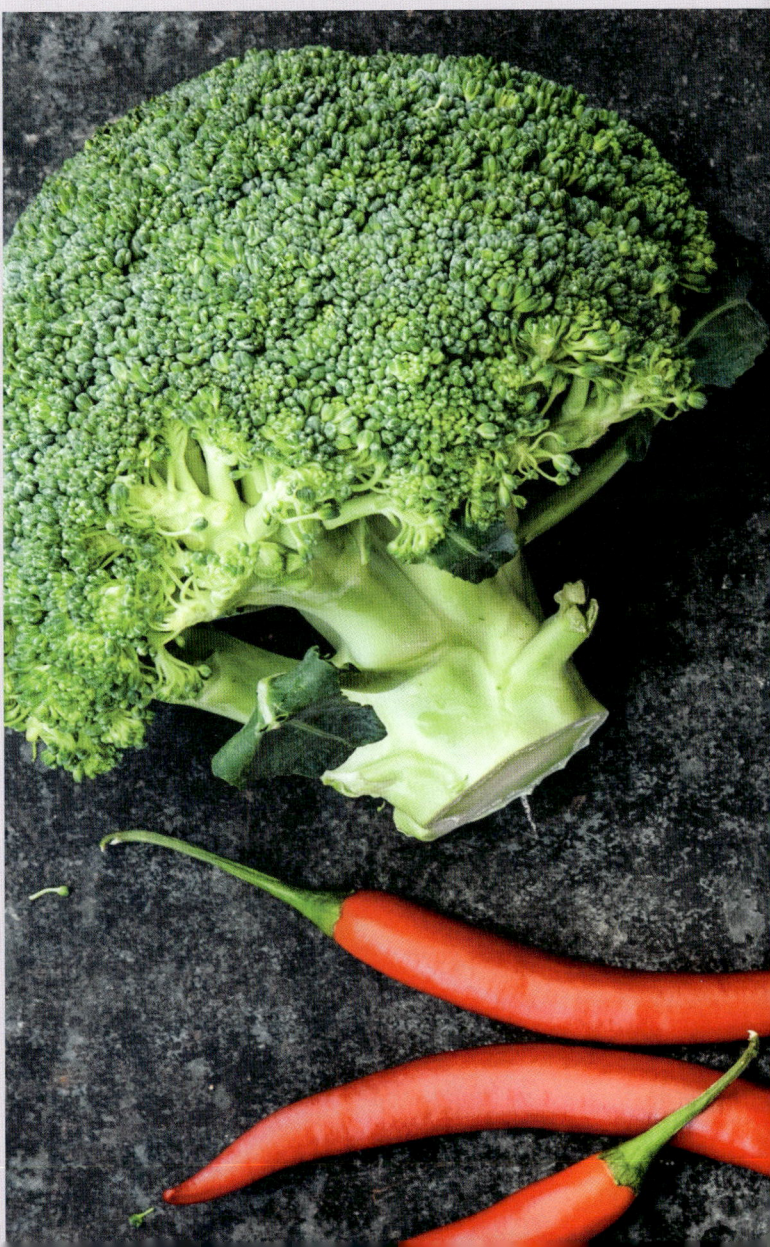

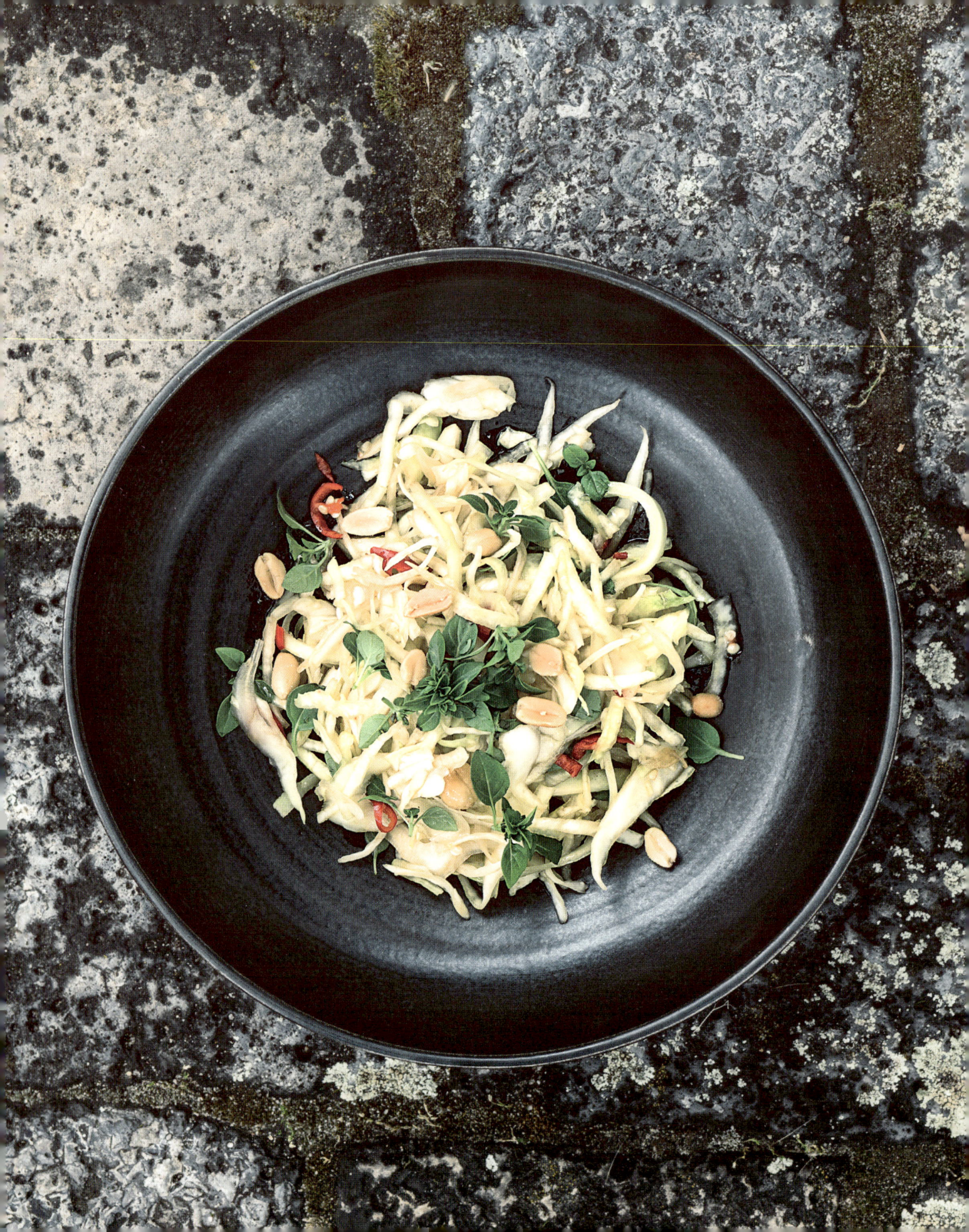

Asia-Style Weißkrautsalat

In Zeiten, in denen die heilsame Wirkung der guten, alten Kohlsorten wiederentdeckt wird, hier eine kleine Asien-inspirierte Variante. Weißkraut liefert verschiedene Nähr- und Vitalstoffe wie Vitamin K, Selen, Magnesium und Kalium. Es senkt den Blutzuckerspiegel und die Cholesterinwerte und wirkt gewichtsregulierend. Am stärksten beeinflusst dieser Superkohl jedoch den Magen-Darm-Trakt: Geschwüre können binnen weniger Wochen zurückgehen, er wirkt stark antioxidativ und entzündungshemmend. Weißkohl eignet sich deshalb zur Krebsprävention und hilft bei allen chronisch-entzündlichen Krankheiten.

1 kleiner Kopf Weißkohl

4 rote Chilischoten

1 Stiel Zitronengras

50 g Erdnüsse

Saft von 3 Zitronen

Saft von 1 Orange

4 EL geröstetes Sesamöl

1 EL Honig

1 TL Salz

Blättchen von 4 Stängeln Oregano

- Den Weißkohl mit einem Küchenhobel in feine Streifen schneiden. Chilischoten ebenfalls in dünne Streifen schneiden; wer es scharf mag, lässt die Kerne drin. Zitronengras fein hacken, Erdnüsse in einer Pfanne ohne Fett anrösten.

- Alle Zutaten bis auf den Oregano in eine Schüssel geben und mit beiden Händen ungefähr 3 Minuten kräftig durchkneten. 30 Minuten ziehen lassen.

- Den Salat anschließend anrichten und mit den Oreganoblättchen garniert servieren.

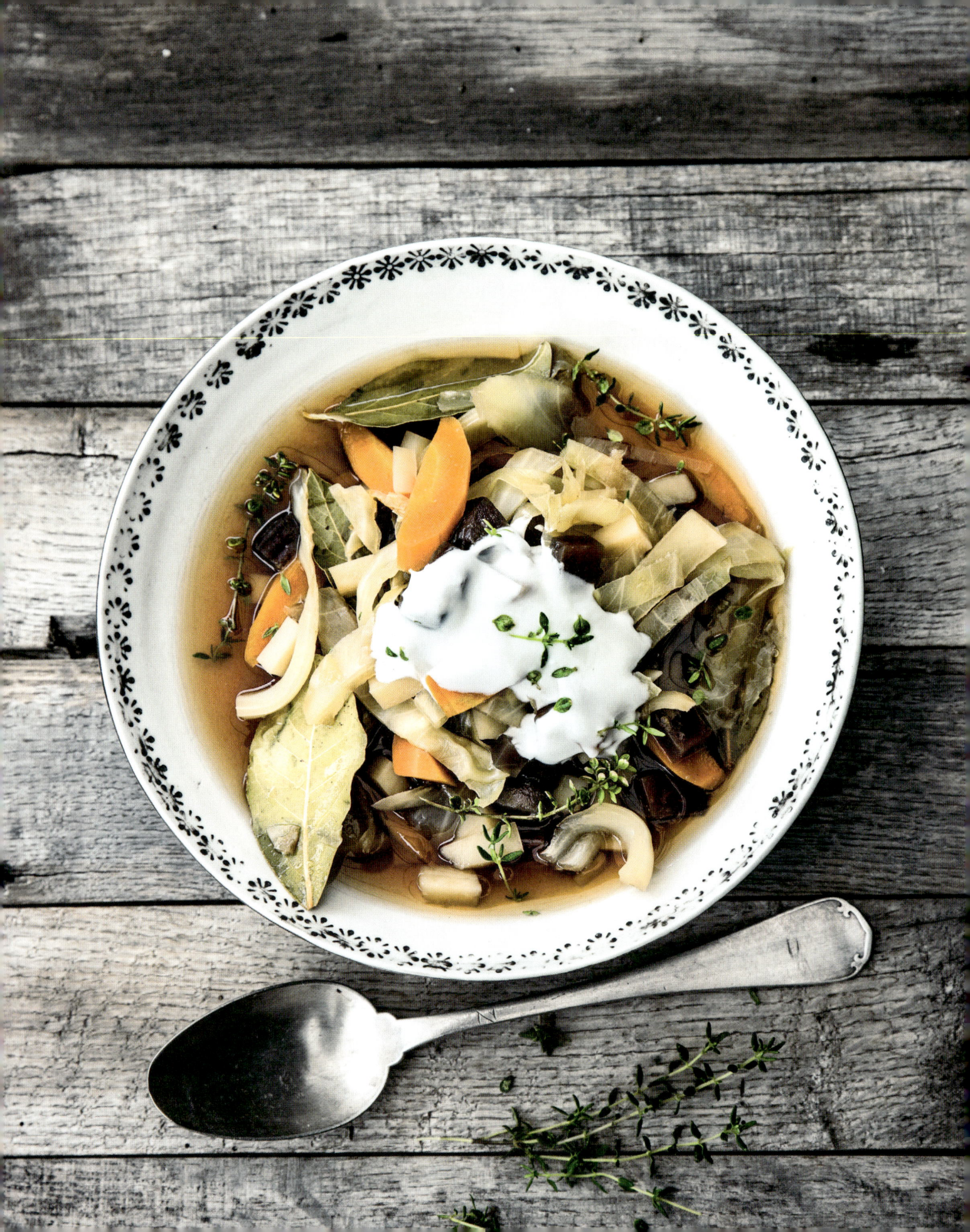

Volkers Borschtsch-Variante

In Russland wird man bei dieser Variante vielleicht zusammen-zucken – ich find's lecker! Und das Weißkraut kann seine heil-same Wirkung auch hier voll entfalten.

- Karotten schälen, halbieren und in Streifen schneiden. Kartoffeln und Rote-Bete-Knollen ebenfalls schälen und in Würfel schneiden. Weißkohl halbieren und in dünne Streifen schneiden oder hobeln. Zwiebeln abziehen, halbieren und in Scheiben schneiden.

- Das Ghee in einem Topf erhitzen und Ingwer sowie Zwiebeln darin glasig dünsten.

- Kartoffeln, Rote Bete, Weißkraut, Lorbeer, Thymian, Fenchelsamen und Sternanis dazugeben und mit der Gemüsebrühe aufgießen. Aufkochen lassen, anschließend die Hitze reduzieren und den Borschtsch 25 Minuten köcheln lassen.

- Die Karotten hinzufügen und die Suppe erneut 10 Minuten köcheln lassen.

- Lorbeer, Thymian und Sternanis herausfischen.

- Auf Teller verteilen und mit je 1 Esslöffel Joghurt garniert servieren.

4 Karotten

4 festkochende Kartoffeln

4 Knollen Rote Bete

1 kleiner Kopf Weißkohl

2 rote Zwiebeln

3 EL Ghee

2 TL Ingwer, gehackt

6 Lorbeerblätter

6 Zweige Thymian

1 EL Fenchelsamen

3 Sternanis

1 ½ l Gemüsebrühe

4 EL Joghurt

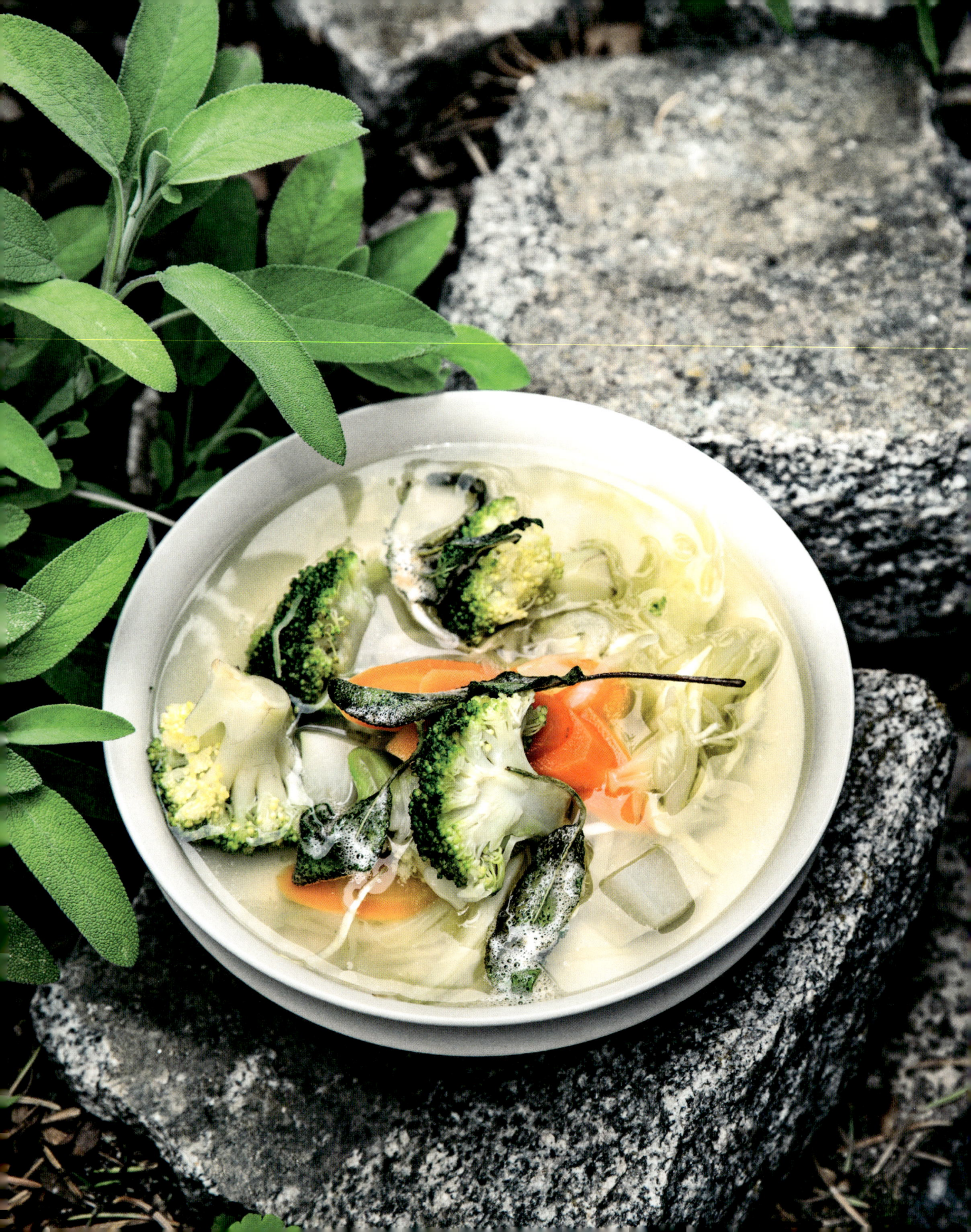

Klare Entlastungssuppe mit gebratenem Salbei

Perfekt, wenn der Vorabend feucht-fröhlich zu Ende ging oder um ein paar Kilo loszuwerden ...

- Den Brokkoli in Röschen teilen und diese je nach Größe halbieren oder vierteln. Karotten schälen und in Scheiben schneiden, Kohlrabi schälen und in Würfel schneiden. Den Weißkohl in feine Streifen schneiden oder hobeln.

- Die Gemüsebrühe in einem Topf aufkochen. Die Gewürze dazugeben und die Flüssigkeit auf circa 2 Liter einkochen lassen.

- Das vorbereitete Gemüse hinzufügen und in 15 bis 20 Minuten bissfest garen. Die Gewürze entfernen.

- Das Ghee in einer Pfanne erhitzen und die Salbeiblätter kurz darin anbraten. Die Suppe mit den Salbeiblättern bestreut servieren.

1 Kopf Brokkoli

4 Karotten

2 Kohlrabi

½ Kopf Weißkohl

3 l Gemüsebrühe

4 Lorbeerblätter

1 EL schwarze Pfefferkörner

2 Zweige Rosmarin

4 Zweige Thymian

2 EL Ghee

12 Salbeiblättchen

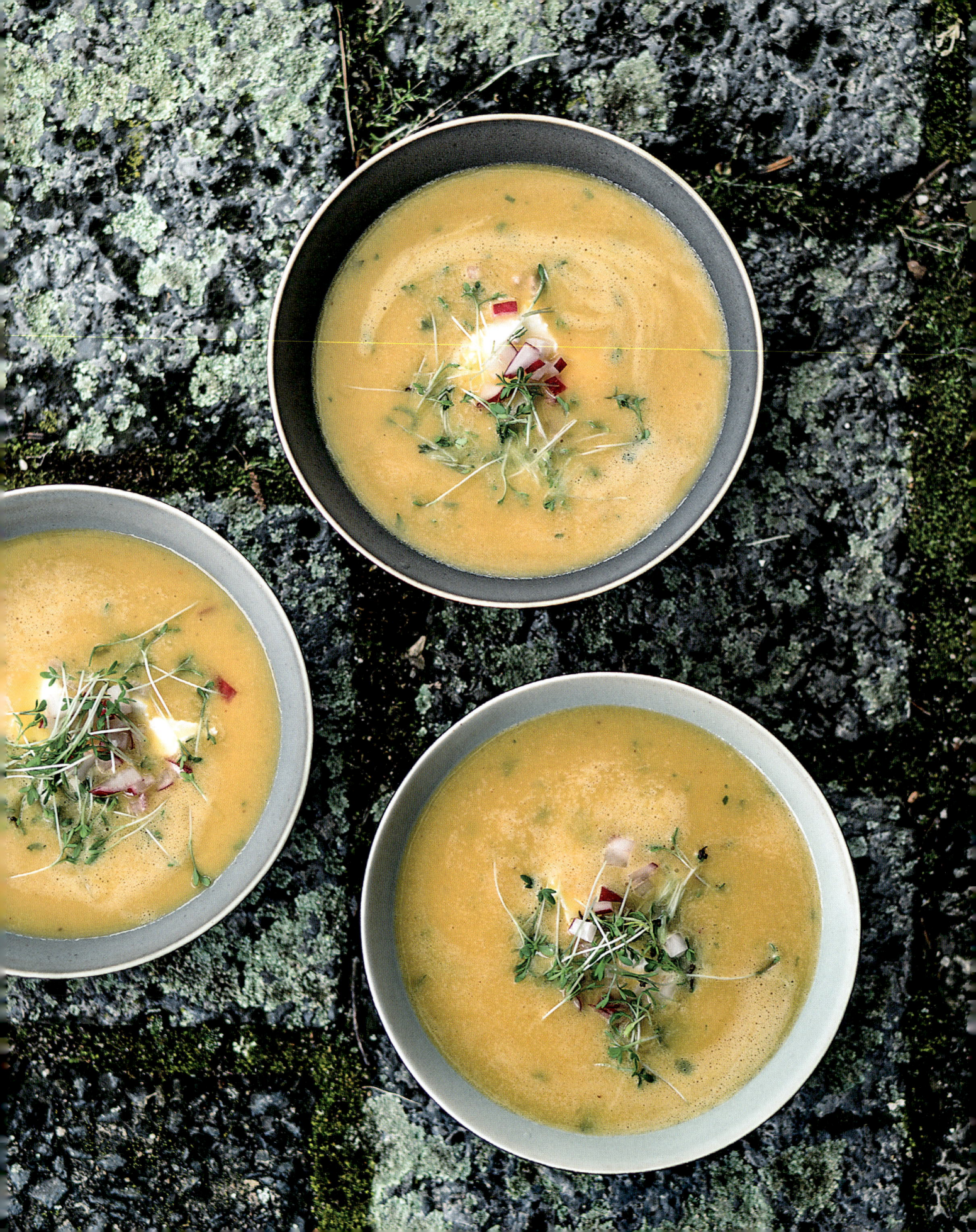

Kokos-Kürbiscremesuppe mit Birnen-Radieschen-Topping

Und hier das erste Rezept einer kleinen Kürbisreihe, diesmal als Süppchen mit einem süß-scharfen Topping. Der Kürbis ist ein wahres Vitalstoffwunder, vollgepackt mit den Vitaminen C und E, Magnesium, Antioxidantien und Ballaststoffen.

- Kürbis schälen, entkernen und in Würfel schneiden. Lauchzwiebeln in feine Ringe schneiden. Chilischote fein hacken; wer es scharf mag, lässt die Kerne drin.

- Das Ghee in einem Topf erhitzen und Ingwer, Kurkuma, Chili, Lauchzwiebeln sowie Currypulver 3 Minuten darin anschwitzen. Die Kürbiswürfel dazugeben und alles gut vermischen. Mit der Kokosmilch und den passierten Tomaten aufgießen und aufkochen lassen.

- Die Hitze reduzieren und die Suppe 25 Minuten köcheln lassen.

- Mit Zitronensaft, Salz und Pfeffer würzen und die Suppe cremig pürieren.

- Radieschen in Würfel schneiden, Birne entkernen und grob raspeln. Mit Olivenöl und Zitronenschale mischen und in die Suppe geben. Diese mit der Kresse bestreut servieren.

1 kg Butternut-Kürbis

1 Bund Lauchzwiebeln

1 grüne Chilischote

3 EL Ghee

2 EL Ingwer, gehackt

1 TL frische Kurkuma, gehackt

1 EL scharfes Currypulver

800 ml Kokosmilch

200 g passierte Tomaten

Saft und abgeriebene Schale von 1 Bio-Zitrone

1 gestrichener TL Salz

Pfeffer

2 Radieschen

1 Birne

2 EL Olivenöl

1 Schale Kresse

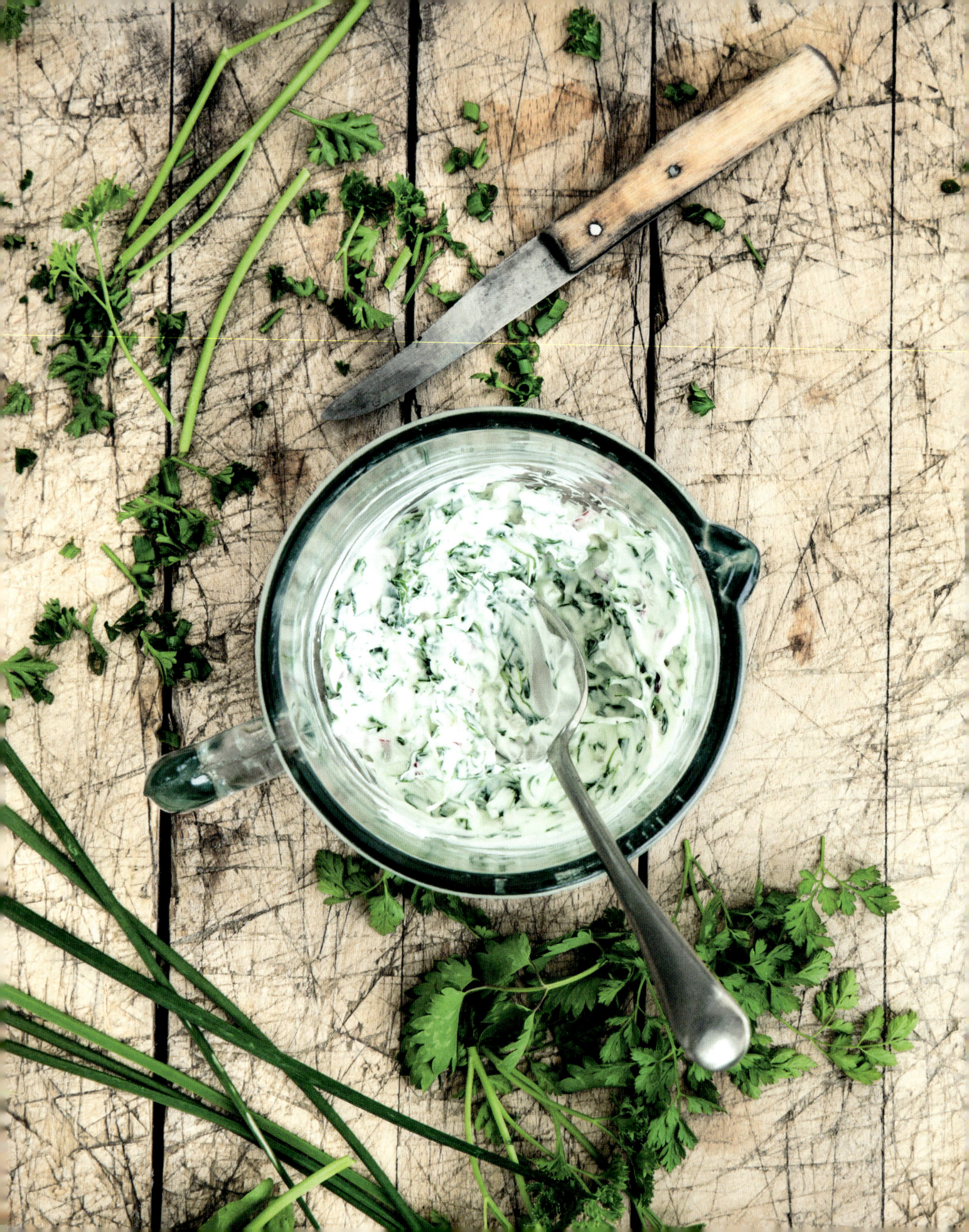

Frankfurter Grüne Sauce

Da kommt der Hesse natürlich nicht dran vorbei, auch wenn es sich bei dieser Creme, der »Grie Soß«, wahrscheinlich um ein Erbe der Römer handelt – und sie nicht von Heinz Schenk oder Goethe erfunden wurde. Die Kombination der klassischen sieben Kräuter ist eine kleine Apotheke auf dem Teller, besonders mit dem in ihr enthaltenen Powerpaket an Vitamin C und Eisen.

■ Die Kräuter grob hacken und mit den restlichen Zutaten zu einer cremigen Masse verrühren.

1 Bund Frankfurter Kräuter (Petersilie, Borretsch, Kerbel, Kresse, Pimpinelle, Sauerampfer und Schnittlauch)

500 g Joghurt (10 % Fett)

200 g Schmand

abgeriebene Schale von 1 Bio-Zitrone

1 gestrichener TL Salz

½ TL Pfeffer

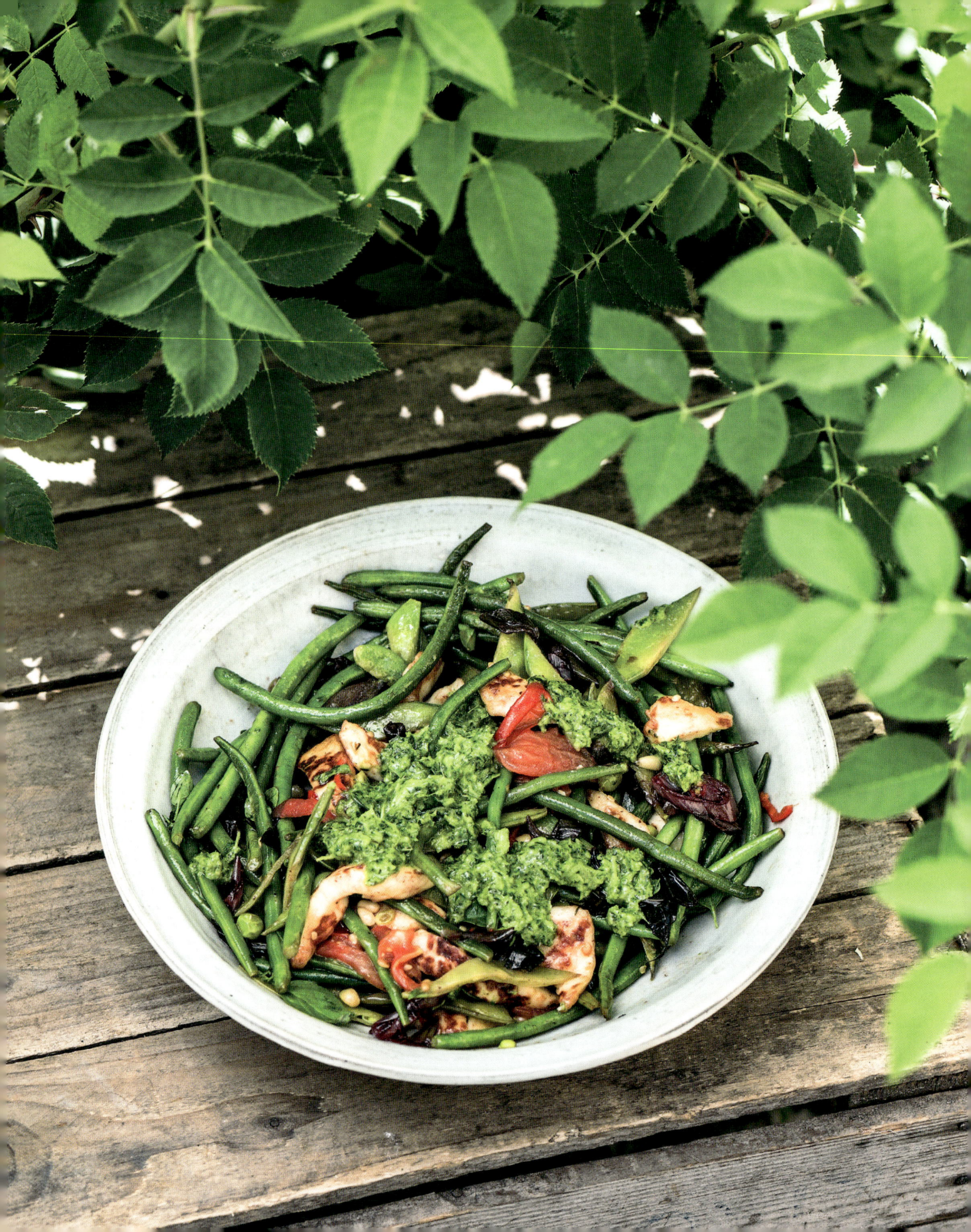

Warmer Bohnensalat mit Ochsenherztomate, Grillkäse und Kräuterpesto

Omas Böhnchen, die ich immer mit ihr im Garten gezupft habe – diesmal mit Grillkäse verfeinert.

- Für das Kräuterpesto die Kräuter grob hacken. Mit Olivenöl, Pinienkernen, Zitronensaft, Salz und Frischkäse in ein hohes Gefäß geben und sämig pürieren.

- Für den Bohnensalat die Bohnen circa 8 Minuten in leicht gesalzenem Wasser blanchieren. In ein Sieb abgießen, kalt abschrecken und abtropfen lassen.Den Grillkäse in Streifen schneiden. Ochsenherztomate halbieren und in dünne Scheiben schneiden. Zwiebeln abziehen, halbieren und in Streifen schneiden. Chilischote fein hacken; wer es scharf mag, lässt die Kerne drin.

- Das Öl in einer Pfanne erhitzen und den Grillkäse kräftig darin anbraten, bis er Farbe angenommen hat. Zwiebeln und Chili dazugeben und 3 Minuten mit anbraten. Anschließend Tomaten und Bohnen für 2 Minuten ebenfalls mit anbraten.

- Den Bohnensalat in eine Schüssel geben, mit dem Zitronensaft mischen und mit Salz sowie Pfeffer würzen. Das Kräuterpesto dazu servieren.

Für das Kräuterpesto

1 Bund Frankfurter Kräuter (Petersilie, Borretsch, Kerbel, Kresse, Pimpinelle, Sauerampfer und Schnittlauch)

200 ml Olivenöl

2 EL Pinienkerne, geröstet

1 EL Zitronensaft

½ TL Salz

1 EL Frischkäse

Für den Bohnensalat

800 g Buschbohnen

Salz

2 Halloumi-Grillkäse

1 Ochsenherztomate

2 rote Zwiebeln

1 rote Chilischote

100 ml Olivenöl

Saft von 1 Zitrone

Pfeffer

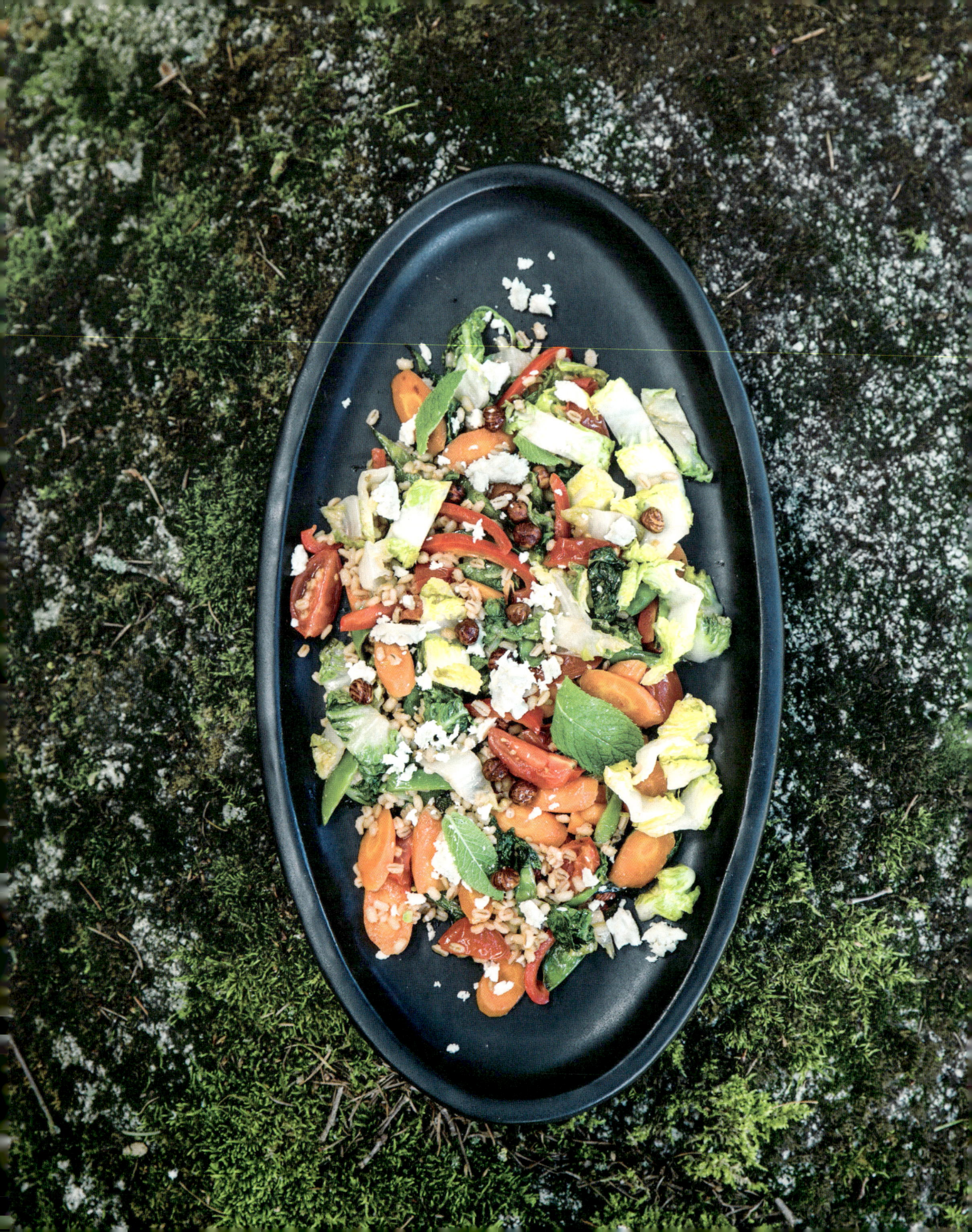

Lauwarmer Graupen-Sommersalat

Gerste ist ein einheimisches Superfood, das endlich mal auf die Bühne gehört und nicht nur ganz unten im Regal versauern sollte: Gerste senkt unter anderem den Cholesterinspiegel, ist bekömmlicher als Weizen, enthält zahlreiche Vitamine, Spurenstoffe und Mineralien und stärkt die Darmflora.

- Die Graupen in der Gemüsebrühe in circa 20 Minuten bissfest garen. Durch ein Sieb abseihen und beiseitestellen.

- Salatherzen in Streifen schneiden. Karotten schälen und in Scheiben schneiden. Tomaten vierteln. Paprikaschote entkernen und in Streifen schneiden. Chilischote in dünne Scheiben schneiden; wer es scharf mag, lässt die Kerne drin. Die Haselnüsse in einer Pfanne ohne Fett anrösten.

- Das Öl in einer großen Pfanne erhitzen und Karotten sowie Paprika 5 Minuten darin anbraten. Salatstreifen, Chili und Tomaten dazugeben und weitere 3 Minuten erhitzen. Die Graupen mit dem Gemüse, den Nüssen und der Minze vermischen. Den Feta über den Salat bröckeln.

- Für das Dressing die Nadeln vom Rosmarin streifen und fein hacken. Mit den restlichen Zutaten mit einem Schneebesen verrühren und über den Salat geben.

100 g Perlgraupen

500 ml Gemüsebrühe

2 Romanasalatherzen

2 Karotten

12 Dattel- oder Cherrytomaten

1 rote Paprikaschote

1 grüne Chilischote

50 g Haselnüsse

4 EL Olivenöl

20 Minzeblättchen

200 g Feta

Für das Dressing

1 Zweig Rosmarin

Saft von 2 Bio-Orangen

8 EL Olivenöl

1 EL mittelscharfer Senf

1 EL Honig

Salz

Pfeffer

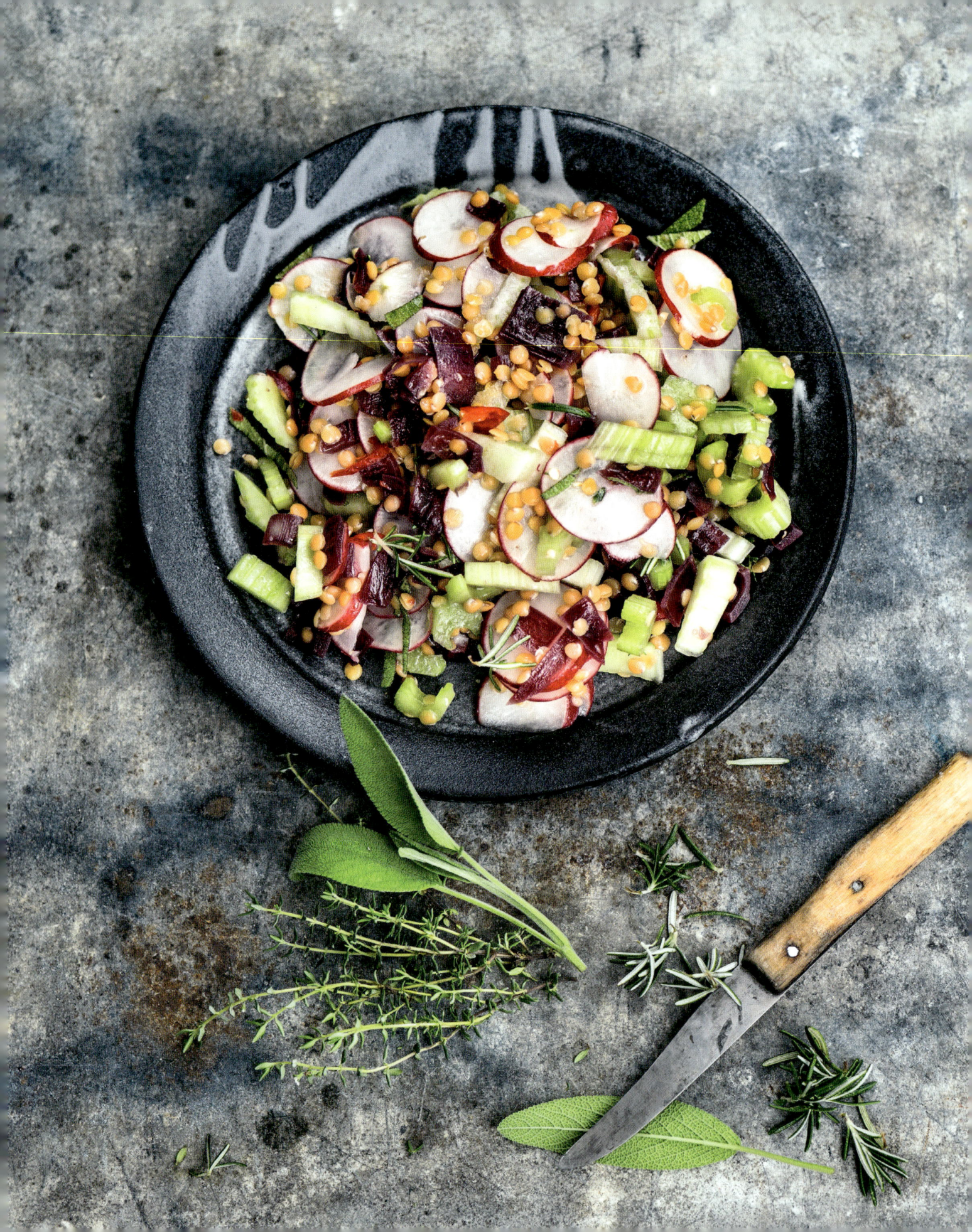

Radieschen-Rote-Bete-Linsen-Salat mit Gartenkräuterdressing

Für dieses Rezept wünsche ich dir richtig gute Radieschen mit einer schönen Schärfe – also wie aus Omas Garten – und keine rot gefärbten Wassermurmeln, die es leider immer häufiger gibt. Außerdem finden sich in den naturbelassenen roten Bällchen die für den scharfen Geschmack verantwortlichen Senföle (Glucosinolate), die zum Beispiel auch in Kresse oder natürlich in Senf enthalten sind. Sie helfen der Pflanze, sich gegen Fressfeinde zu wehren, und wirken in Laborversuchen unter anderem antioxidativ. Zudem deaktivieren sie Karzinogene, also krebserregende Stoffe.

■ Für den Salat die Linsen, nach dem gründlichen Waschen in einem feinmaschigen Sieb, in der Gemüsebrühe in höchstens 10 Minuten al dente garen.

■ In der Zwischenzeit die Radieschen in Scheiben schneiden. Rote Bete würfeln und Sellerie in Streifen schneiden.

■ Für das Dressing Salbei und Minze in dünne Streifen schneiden. Rosmarin und Chili grob hacken; wer es scharf mag, lässt beim Chili die Kerne drin. Mit Thymianblättchen, Zitronensaft, Öl, Honig und Salz in eine Schüssel geben und mit einem Schneebesen kräftig verrühren.

■ Die Linsen abgießen und in einer Schüssel mit Radieschen, Roter Bete sowie Sellerie vermengen. Das Dressing darübergeben und servieren.

Für den Salat

150 g gelbe Linsen

1 l Gemüsebrühe

1 Bund Radieschen

2 vorgekochte Knollen Rote Bete

4 Stangen Sellerie

Für das Dressing

4 Blättchen Salbei

Blätter von 2 Stielen Minze

Nadeln von 1 Zweig Rosmarin

1 grüne Chilischote

Blättchen von 2 Zweigen Thymian

Saft von ½ Zitrone

100 ml Olivenöl

2 TL Honig

½ TL Salz

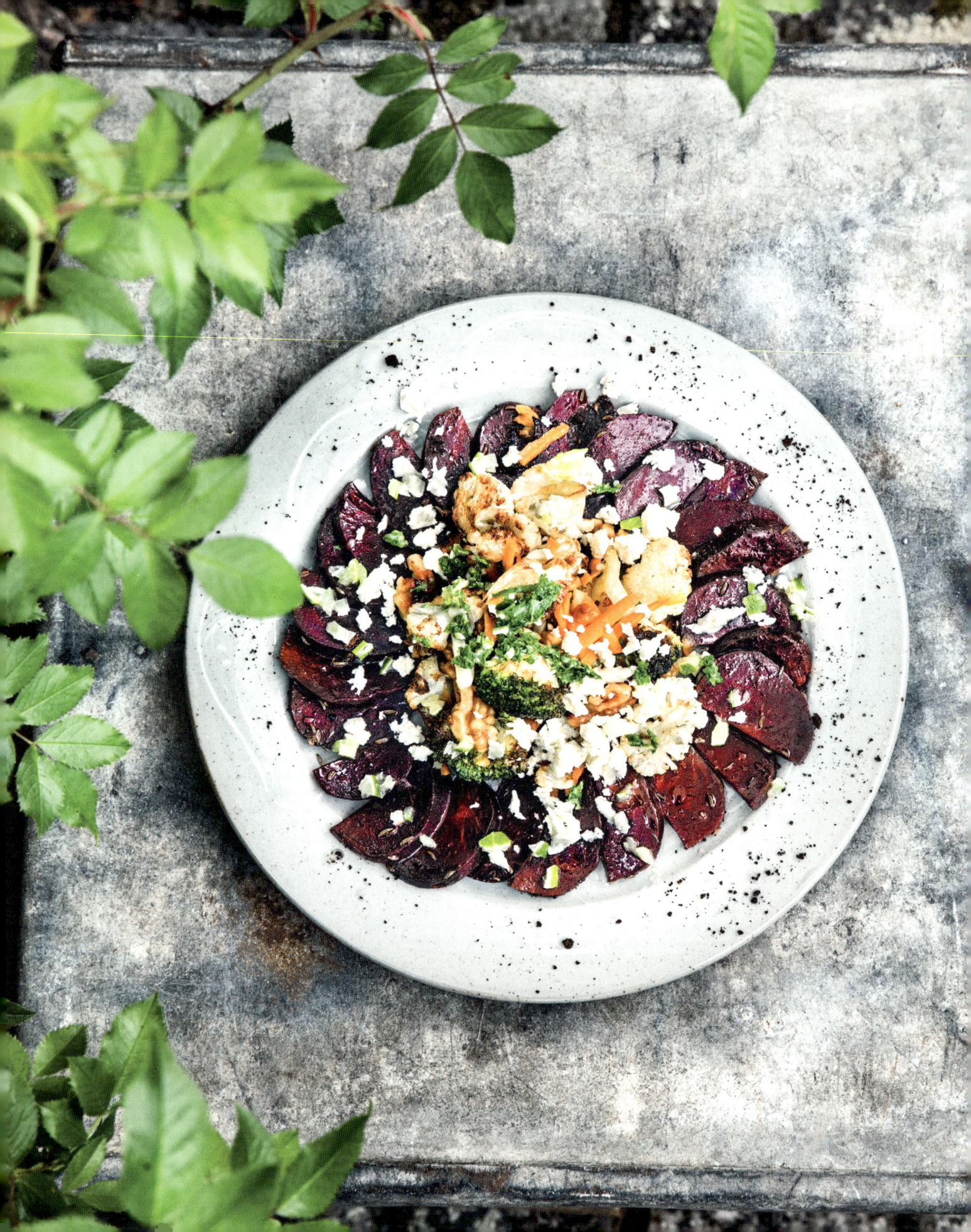

Rote-Bete-Salat mit Brokkoli, Blumenkohl und Orangen-Zimt-Dressing

Ein Hammer-Herbstrezept – die Kombination von Roter Bete mit Zimt ist ein Knaller! Die Rote Bete verrät es schon farblich: Sie wirkt blutbildend durch ihren hohen Eisen- und Folsäuregehalt. Zimt ist ein kleines Wundermittel, senkt unter anderem den Blutzucker- und Cholesterinspiegel und kurbelt den Stoffwechsel an.

■ Rote Beten halbieren und in Scheiben schneiden. Karotten grob raspeln. Brokkoli und Blumenkohl in Röschen teilen und diese je nach Größe halbieren oder vierteln (Tipp: den Strunk für eine Gemüsebrühe verwenden).

■ Das Ghee in einer Pfanne erhitzen und Brokkoli sowie Blumenkohl kräftig darin anbraten, bis die Röschen leicht bräunen. Die Anissamen dazugeben. Basilikum und Minze in feine Streifen schneiden und ebenfalls zum Gemüse geben.

■ Für das Dressing die Chilischote fein hacken; wer es scharf mag, lässt dabei die Kerne drin. Mit Orangensaft, Öl, Salz, Zimt, Kardamom und Tahin in eine Schüssel geben und mit einem Schneebesen kräftig verrühren. Das Dressing mit den Rote-Bete-Scheiben vermengen.

■ Die Rote Bete auf Tellern anrichten und das restliche Gemüse darauf verteilen. Mit zerbröckeltem Feta und Walnüssen garniert servieren.

■ Tipp: Wenn etwas mehr Zeit vorhanden ist, die Rote Bete mindestens 1 Stunde in dem Dressing marinieren.

8 vorgekochte Knollen Rote Bete

2 Karotten

je 1 kleiner Kopf Brokkoli und Blumenkohl

4 EL Ghee

1 TL Anissamen

Blätter von je 2 Stängeln Basilikum und Minze

200 g Feta

50 g geröstete Walnüsse

Für das Dressing

1 rote Chilischote

Saft von 1 Orange

150 ml Olivenöl

1 gestrichener TL Salz

1 gestrichener TL Zimtpulver

½ TL gemahlener Kardamom

1 TL Tahin (Sesampaste)

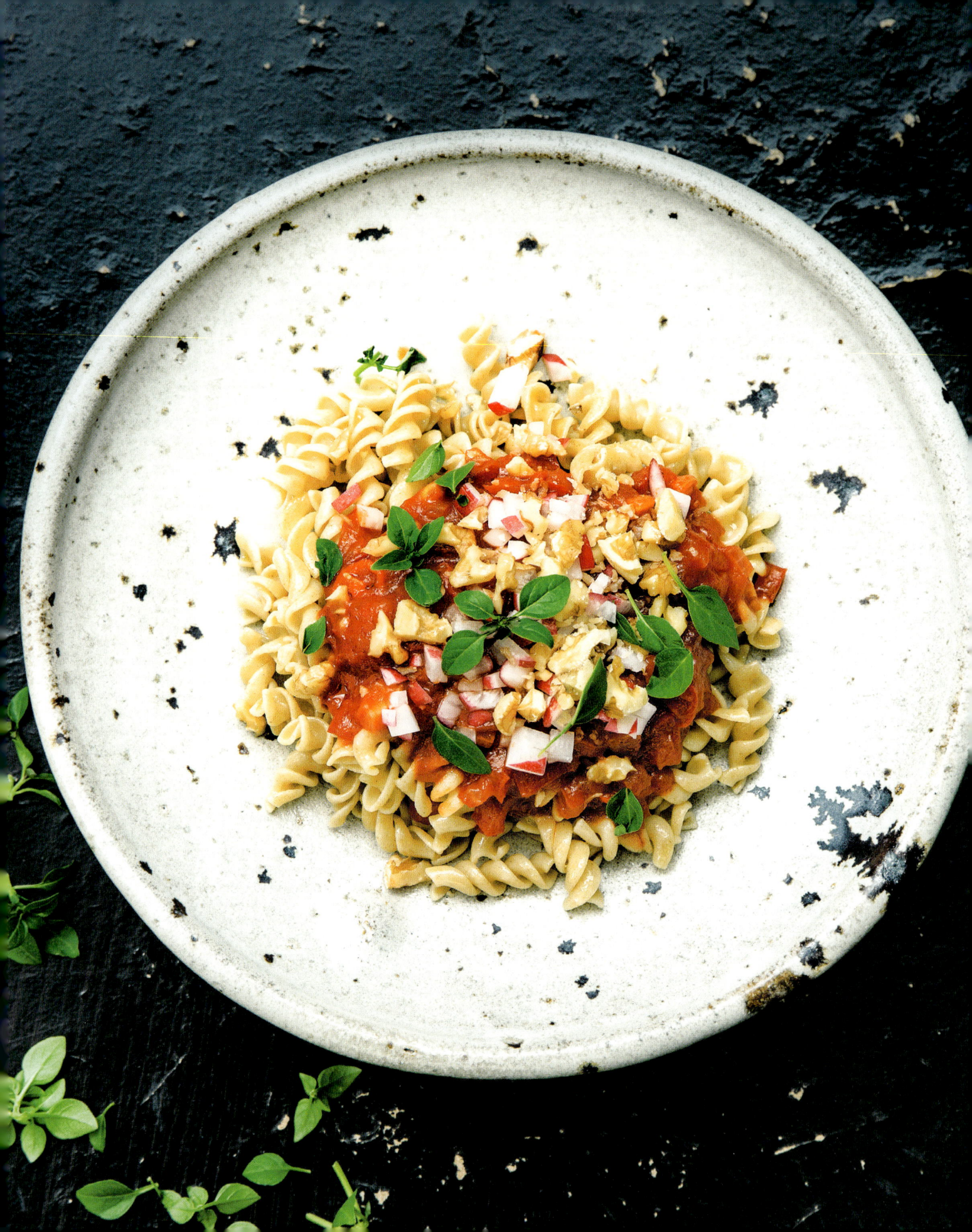

Radieschen-Walnuss-Arrabbiata

Da ich kein allzu großer Fan von Pseudo-Bolognese bin, habe ich hier versucht, den Biss mit Walnüssen, die perfekt zu Pasta passen, und Radieschen zu erzeugen. Gesund ist diese Kombi allemal: Walnüsse enthalten unter anderem von allen Nüssen die höchste Menge an Alpha-Linolensäure, eine hochwertige Omega-3-Fettsäure. Die Radieschen liefern Vitamin C, Folsäure und Kalium satt – und die bereits erwähnten Glucosinolate.

- Tomaten entkernen und würfeln. Chilischoten in dünne Ringe schneiden; wer es scharf mag, lässt die Kerne drin. Knoblauch abziehen und fein hacken. Radieschen in kleine Würfel schneiden, Salbei in dünne Streifen schneiden.

- Das Olivenöl in einer Pfanne erhitzen und Knoblauch, Chili sowie Rohrzucker 2 Minuten darin glasig andünsten. Frische sowie passierte Tomaten, Salbei und Oregano d azugeben und alles unter Rühren kurz aufkochen lassen. Anschließend die Hitze reduzieren und die Sauce 20 Minuten ziehen lassen.

- In der Zwischenzeit die Nudeln nach Packungs-anleitung in reichlich Salzwasser al dente garen.

- Die Limettenschale unter die Sauce rühren und diese mit Salz und Pfeffer abschmecken. Die Oreganostiele entfernen. Die Nudeln abgießen und etwas abtropfen lassen.

- Die Nudeln in tiefen Tellern anrichten, etwas Sauce darübergeben und mit Walnüssen, Radieschen sowie Oreganoblättchen garnieren.

---

2 Fleischtomaten

2–3 rote Chilischoten

3 Knoblauchzehen

4 Radieschen

2 Salbeiblättchen

3 EL Olivenöl

1 Messerspitze Rohrzucker

400 g passierte Tomaten

2 Stängel Oregano und einige Oreganoblättchen zum Garnieren

250 g Dinkel-Spirelli

Salz

abgeriebene Schale von 1 Bio-Limette

Pfeffer

50 g gehackte Walnüsse

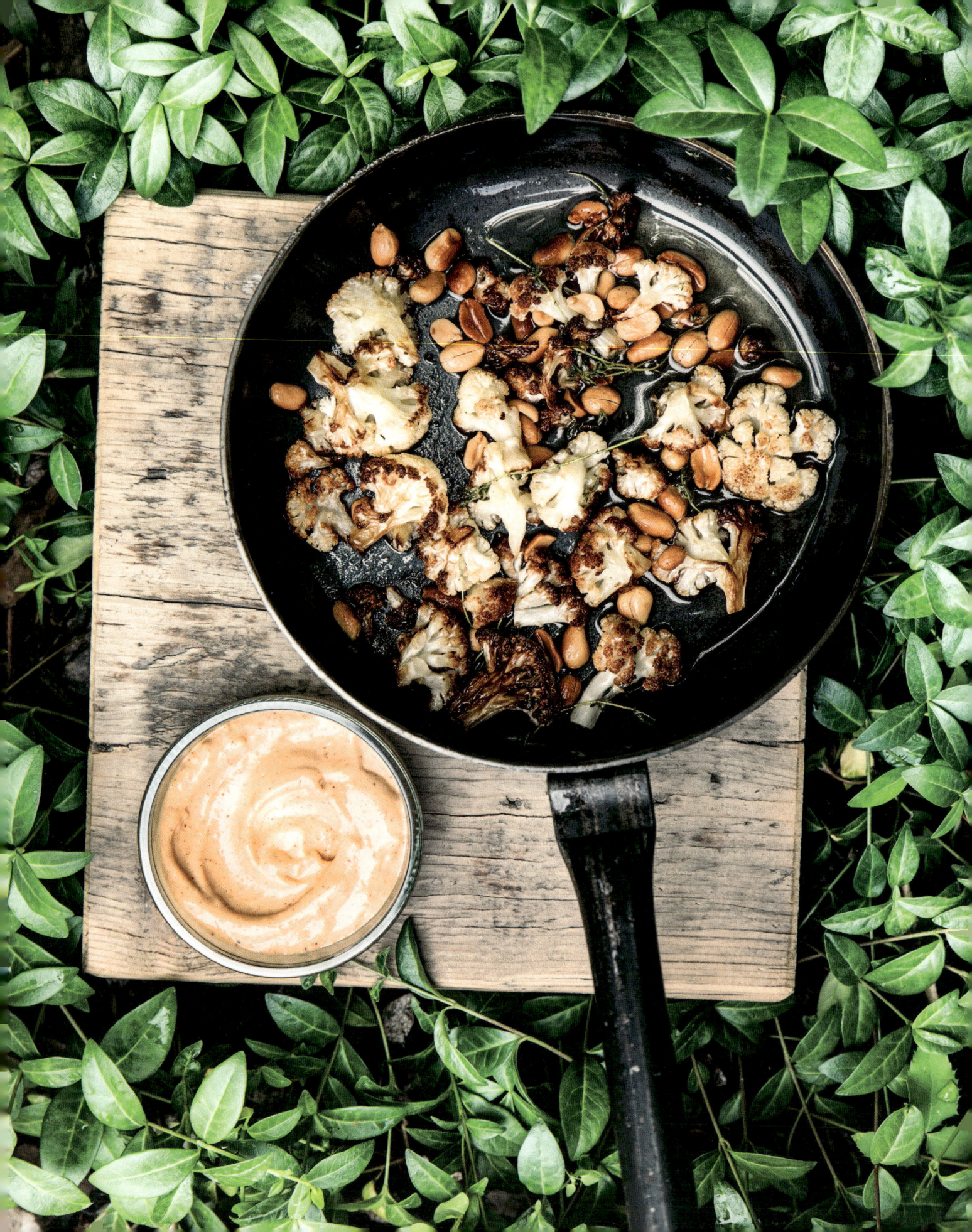

Gebratener Blumenkohl mit Erdnüssen, Zitronenthymian und veganer Kurkuma-Mayo

Für dieses Buch bin ich wieder auf den Blumenkohl gekommen, eine echte Vitalstoffbombe, gespickt mit Antioxidantien, Vitaminen und Ballaststoffen. Und Cholin: ein Stoff, der für wichtige Stoffwechselvorgänge im Gehirn benötigt wird.

- Für die Mayonnaise alle Zutaten in ein hohes Gefäß geben und sämig pürieren.

- Für den Blumenkohl diesen in Röschen teilen und die Röschen circa 8 Minuten in leicht gesalzenem Wasser blanchieren. In ein Sieb abgießen und abtropfen lassen.

- Das Öl in einer Pfanne erhitzen und den Blumenkohl mit den Erdnüssen und dem Thymianzweig kräftig anbraten. Mit Salz und Pfeffer würzen und mit der Kurkuma-Mayo servieren.

Für die Mayonnaise

100 ml Sojamilch

250 ml Pflanzenöl

1 EL Zitronensaft

1 TL gemahlene Kurkuma

½ TL Cayennepfeffer

½ TL Salz

1 TL Senf

Für den Blumenkohl

1–2 Köpfe Blumenkohl

Salz

100 ml Olivenöl

100 g geröstete Erdnüsse

10 Zweige Zitronenthymian

Pfeffer

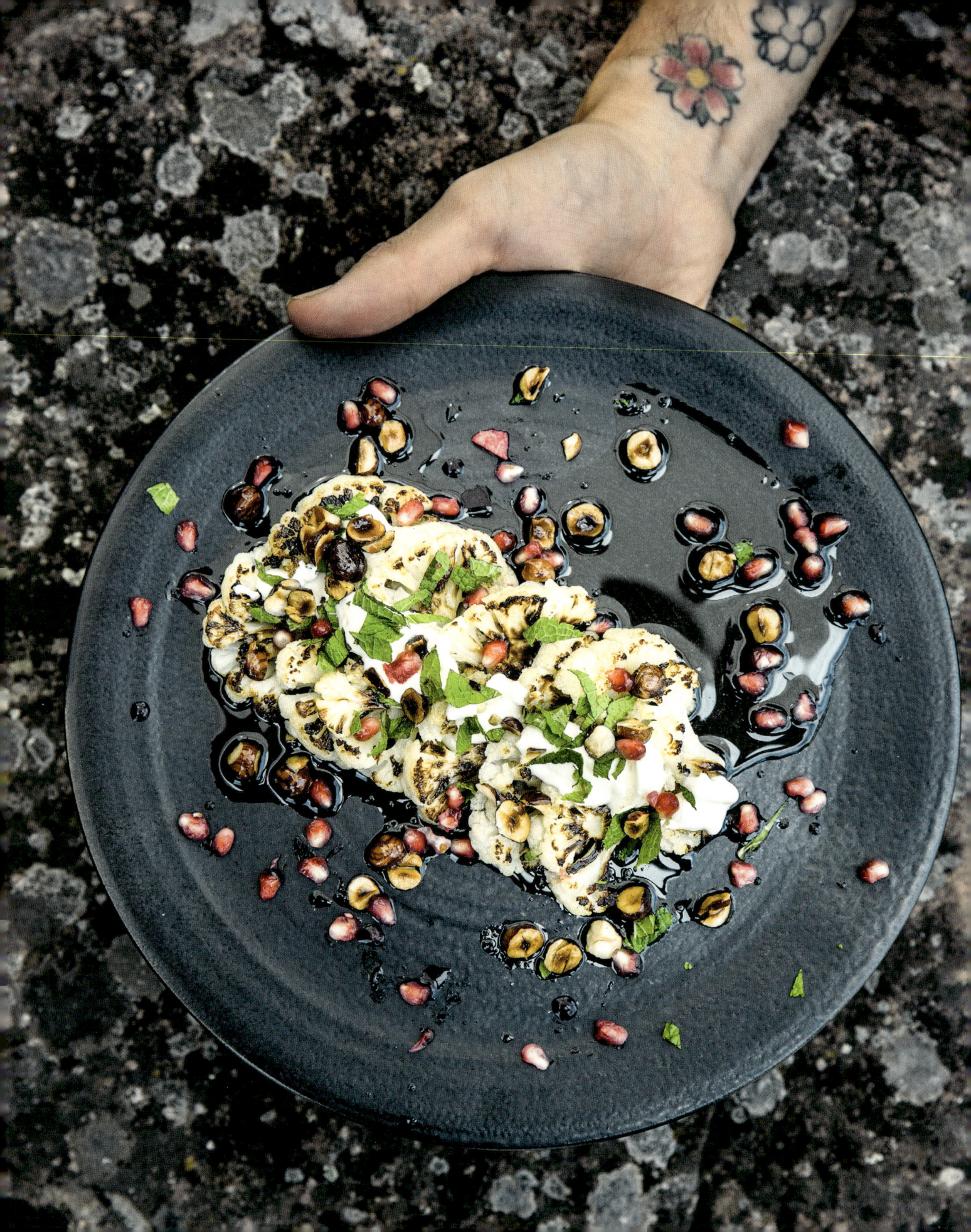

Blumenkohl mit Granatapfel, Minze, Haselnüssen und Joghurt

Mein neuer Freund – dieses Mal arabisch angehaucht.

- Den Backofen auf 250 °C Grillstufe vorheizen.

- Den Blumenkohl in Röschen teilen und diese in circa ½ Zentimeter dicke Scheiben schneiden. Auf ein Backblech legen, mit etwas Ghee bepinseln und auf beiden Seiten je 6 bis 8 Minuten im Ofen kräftig grillen. In der Zwischenzeit die Haselnüsse in einer Pfanne ohne Fett anrösten.

- Die Röschen auf einer Servierplatte übereinanderlegen und mit etwas Haselnussöl beträufeln. Joghurt, Granatapfelkerne, Haselnüsse und Minze darauf anrichten und mit Meersalz bestreut servieren.

1 großer Kopf Blumenkohl

etwas Ghee zum Bepinseln

50 g gehackte Haselnüsse

4 EL Haselnussöl

4 EL Joghurt

Kerne von 1 Granatapfel

10 Blättchen Minze

2 TL grobes Meersalz

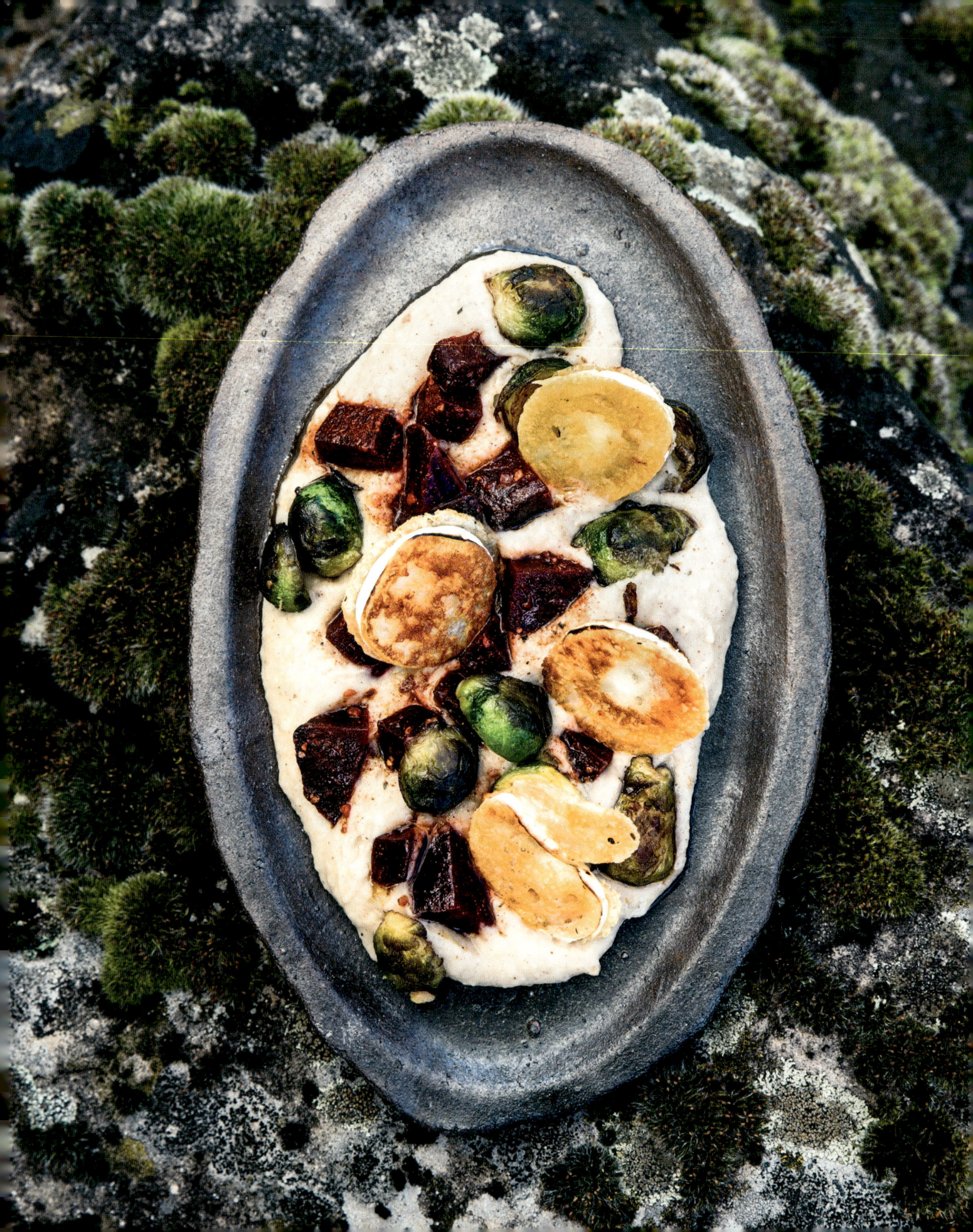

Bohnenpüree mit Rote Bete, gebratenem Rosenkohl und Ziegenkäse

Eine kleine Eiweißbombe mit einem der weltbesten Therapiegemüse: Rosenkohl! Abgesehen davon, dass 100 Gramm gekochter Rosenkohl nur etwa 30 Kilokalorien (124 Kilojoule) liefern, enthält er die Vitamine A und C sowie Eisen, Kalium, Kalzium und Magnesium. Außerdem findet man auch im Rosenkohl die bereits oben erwähnten Senföle (Glucosinolate), die eine natürliche Krebsprophylaxe darstellen.

- Für das Bohnenpüree die Bohnen in ein Sieb geben, dabei die Flüssigkeit auffangen. Das Öl in einer kleinen Pfanne erhitzen und die gemahlenen Fenchelsamen sowie die Bohnen 3 Minuten darin andünsten. Mit gemahlenem Bohnenkraut, Senf, Salz und Zitronensaft in ein hohes Gefäß geben und unter Zugabe der aufgefangenen Flüssigkeit cremig pürieren.

- Für das Gemüse mit Ziegenkäse den Rosenkohl jeweils halbieren. Rote Beten in Würfel schneiden. Das Öl in einer Pfanne erhitzen und den Rosenkohl kräftig darin anbraten, bis er Farbe nimmt. Er darf ruhig noch bissfest sein. Rote-Bete-Würfel und Curry dazugeben und 3 Minuten bei kleinerer Hitze mit anbraten.

- Den Ziegenkäse in dünne Scheiben schneiden und in einer Pfanne ohne Fett bei großer Hitze auf beiden Seiten in 3 bis 4 Minuten kross anbraten. Mit Salz und Pfeffer würzen.

- Das Bohnenpüree auf Teller geben, Rosenkohl mit Roter Bete darauf anrichten und mit Ziegenkäse garniert servieren.

Für das Bohnenpüree

500 g gekochte weiße Bohnen aus dem Glas

6 EL Olivenöl

1 EL gemahlene Fenchelsamen

2 TL gemahlenes Bohnenkraut

1 EL mittelscharfer Senf

1 TL Salz

1 EL Zitronensaft

Für das Gemüse mit Ziegenkäse

300 g Rosenkohl

4 vorgekochte Rote Beten

6 EL Olivenöl

1 EL scharfes Currypulver

1 Rolle Ziegenkäse

Salz

Pfeffer

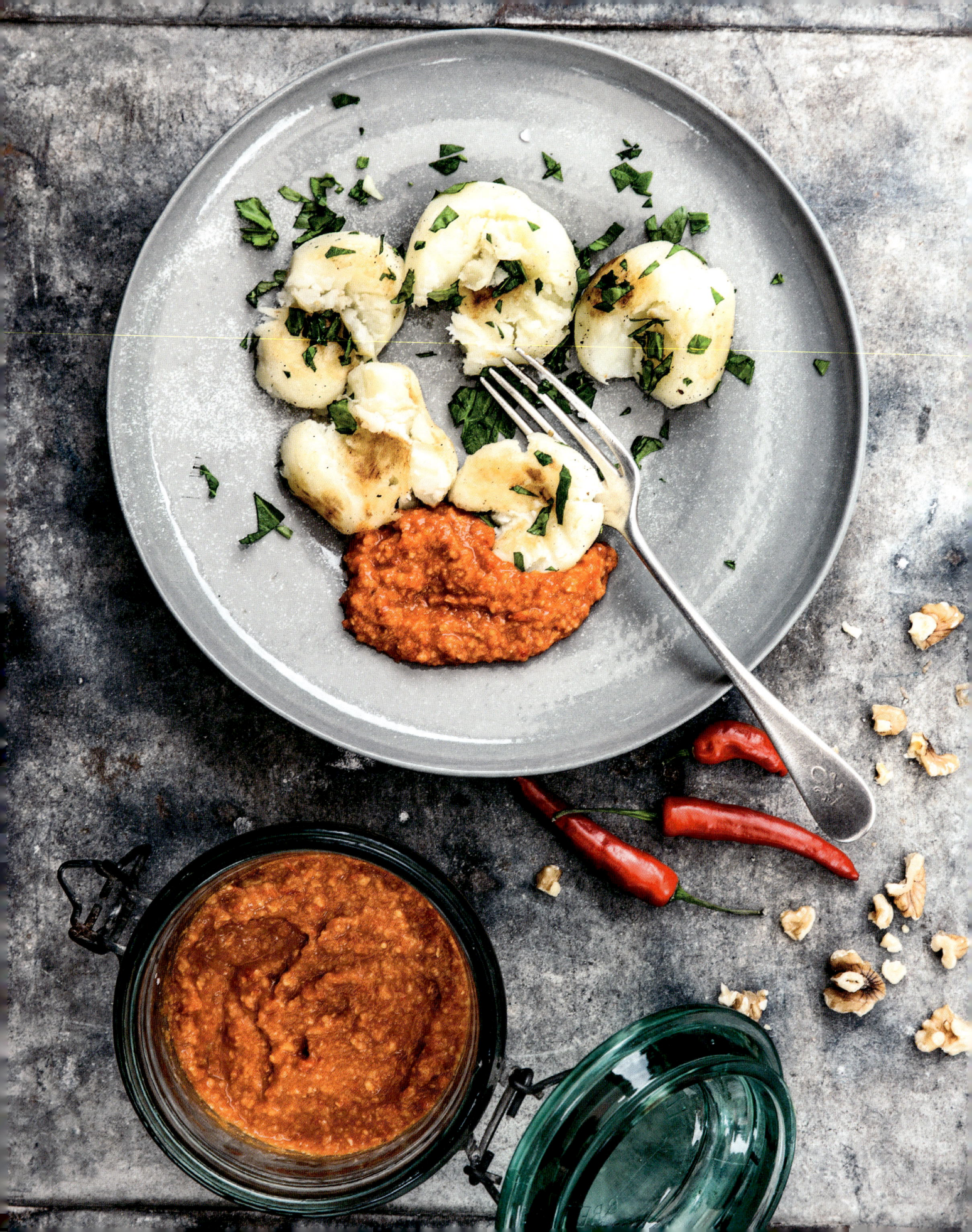

Bratkartoffeln mit Muhammara

Das nenne ich Völkerverständigung! Die südamerikanische Knolle im typisch deutschen Gewand trifft auf den Vorderen Orient: Muhammara ist ein köstlicher Paprika-Walnuss-Dip aus dem Libanon.

- Den Backofen auf 250 °C vorheizen.

- Für das Muhammara die Paprikaschoten halbieren, entkernen und mit der Schale nach oben auf ein Backblech legen. Mit etwas Öl bepinseln und 20 bis 25 Minuten im Ofen backen, bis die Schale schwarz wird. Zum Auskühlen in eine Schüssel geben und abdecken. Anschließend die Haut abziehen.

- In der Zwischenzeit Walnüsse und Semmelbrösel im Mixer zu einer Paste verarbeiten und die Gewürze im Mörser fein zerstoßen. Beides in einer Schüssel vermengen.

- Schalotten und Knoblauch abziehen und fein hacken. Chilischote in feine Ringe schneiden; wer es scharf mag, lässt die Kerne drin. Alles in etwas Ghee 3 Minuten andünsten. Mit den gehäuteten Paprika-hälften in ein Gefäß geben und zu einer Paste pürieren.

- Die Paste mit der Nuss-Gewürz-Mischung, dem Granatapfelsirup und dem Zitronensaft verrühren und 30 Minuten durchziehen lassen.

- Für die Bratkartoffeln die Kartoffeln pellen und in Scheiben schneiden. Anschließend in reichlich Ghee anbraten. Auf Tellern anrichten und mit dem Muhammara servieren.

Für das Muhammara

4 rote Paprikaschoten

Öl zum Bepinseln

80 g Walnüsse

4 EL Semmelbrösel

1 TL Kreuzkümmelsamen

1 TL Koriandersamen

1 TL rosenscharfes Paprikapulver

½ TL Salz

je 1 Prise Zimtpulver, frisch geriebene Muskatnuss und gemahlener Kardamom

½ TL schwarzer Pfeffer

½ TL schwarze Senfsamen

2 Schalotten

1 Knoblauchzehe

1 rote Chilischote

Ghee zum Andünsten

1 EL Granatapfelsirup

Saft von 1 Zitrone

Für die Bratkartoffeln

1 kg Pellkartoffeln vom Vortag

mehrere EL Ghee

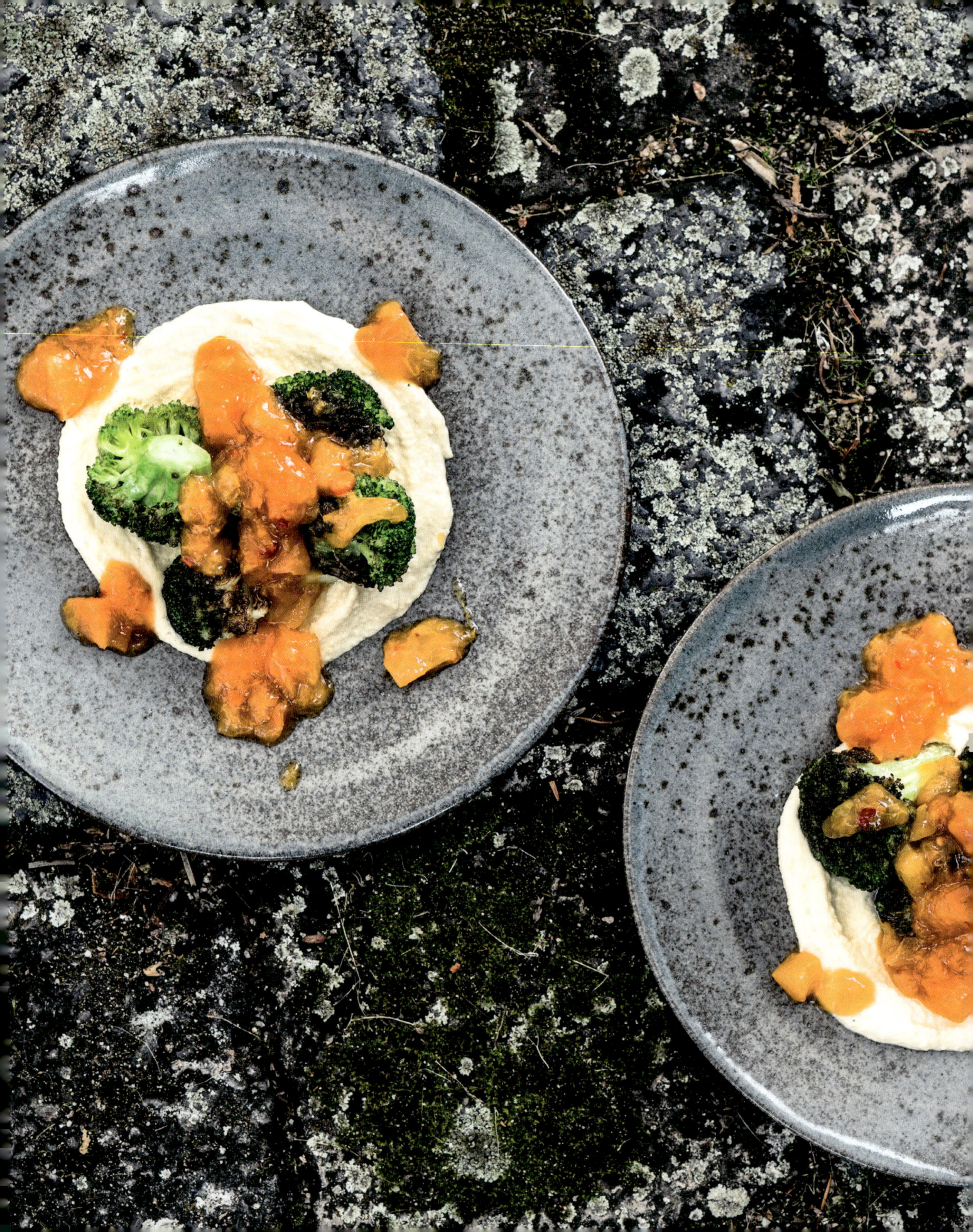

Gebratener Brokkoli mit Zitronenhummus und Pfirsichchutney

Mein absolutes Lieblingsgemüse in einer seiner schönsten Darreichungsformen. Außerdem: Brokkoli schützt ganz nebenbei den Darm – fast so konsequent wie Rosenkohl. .

- Für den Brokkoli die Brokkoliröschen vom Strunk schneiden und große Röschen halbieren oder vierteln. Das Öl in einer Pfanne erhitzen und die Röschen kräftig darin anbraten. Die Pfanne dabei nicht überfüllen, besser portionsweise vorgehen. Die Brokkoliröschen mit Salz würzen.

- Für das Hummus die Kichererbsen in ein Sieb abgießen, dabei die Flüssigkeit auffangen. Knoblauch abziehen, fein hacken und mit dem Kreuzkümmel in einer Pfanne mit etwas Olivenöl glasig andünsten. Kichererbsen, Knoblauchmischung, Zitronensaft, Zitronenschale, Salz, Meerrettich und Olivenöl in ein hohes Gefäß geben und unter langsamer Zugabe der aufgefangenen Flüssigkeit zu einer cremigen Masse pürieren.

- Für das Chutney die Aprikosen entsteinen und in Würfel schneiden. Die Chilischoten fein hacken; wer es scharf mag, lässt die Kerne drin. Chili und Ingwer 3 Minuten in Ghee anbraten. Aprikosen sowie Orangensaft dazugeben und kurz aufkochen lassen. Die Hitze reduzieren und alles 15 bis 20 Minuten köcheln lassen. Anschließend leicht salzen.

- Den gebratenen Brokkoli auf Tellern anrichten und mit Hummus und Chutney servieren.

Für den Brokkoli

2 Köpfe Brokkoli

100–150 ml Olivenöl

1 TL Salz

Für das Hummus

500 g Kichererbsen aus dem Glas oder der Dose

2 Knoblauchzehen

1 TL gemahlener Kreuzkümmel

6 EL Olivenöl

1 TL Meerrettich

Saft von 2 Zitronen

Schale von 1 Bio-Zitrone

1 TL Salz

Für das Chutney

400 g Aprikosen

2 rote Chilischoten

1 EL Ingwer, gehackt

1 EL Ghee

Saft von 2 Orangen

1 Prise Salz

103

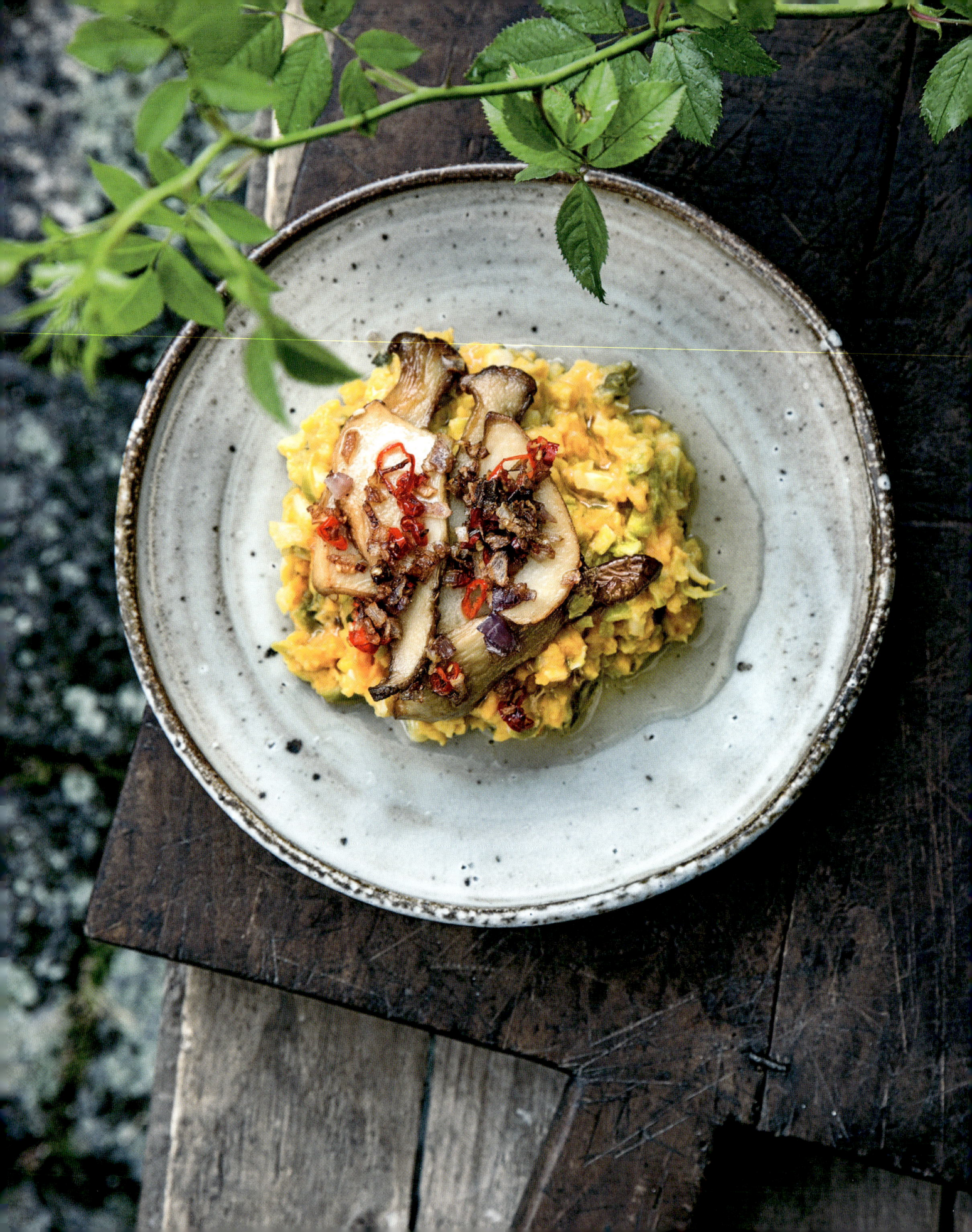

Süßkartoffel-Wirsing-Stampf mit gebratenen Kräuterseitlingen

Ein deftiges Rezept mit den herrlichen Brataromen von Seitlingen und Knoblauch.

- Süßkartoffeln schälen und in Würfel schneiden. Wirsing vierteln und in Streifen schneiden. Zwiebel abziehen und würfeln. Die Chilischoten in dünne Scheiben schneiden; wer es scharf mag, lässt dabei die Kerne drin.

- Das Öl in einem Topf erhitzen und Süßkartoffeln, Wirsing, Zwiebel sowie die Hälfte der Chilischeiben darin glasig dünsten. Curry, Bohnenkraut, Fenchelsamen, Salz, Zitronensaft und Gemüsebrühe dazugeben, umrühren und alles zugedeckt 25 Minuten köcheln lassen. Die Mischung nach dem Ende der Garzeit grob stampfen.

- In der Zwischenzeit die Kräuterseitlinge in Scheiben schneiden, den Knoblauch abziehen und fein hacken.

- Das Ghee in einer Pfanne erhitzen und die Kräuterseitlingscheiben kräftig darin anbraten. Restliche Chilischeiben sowie Knoblauch dazugeben und leicht bräunen lassen. Mit Salz und Pfeffer würzen.

- Den Süßkartoffel-Wirsing-Stampf mit den gebratenen Kräuterseitlingen servieren.

500 g Süßkartoffeln

1 kleiner Kopf Wirsing, maximal 800 g

1 rote Zwiebel

2 rote Chilischoten

8 EL Olivenöl

1 EL Currypulver

2 TL getrocknetes Bohnenkraut

1 TL Fenchelsamen

1 TL Salz

Saft von 1 Zitrone

250 ml Gemüsebrühe

8 Kräuterseitlinge

2 Knoblauchzehen

4 EL Ghee

Pfeffer

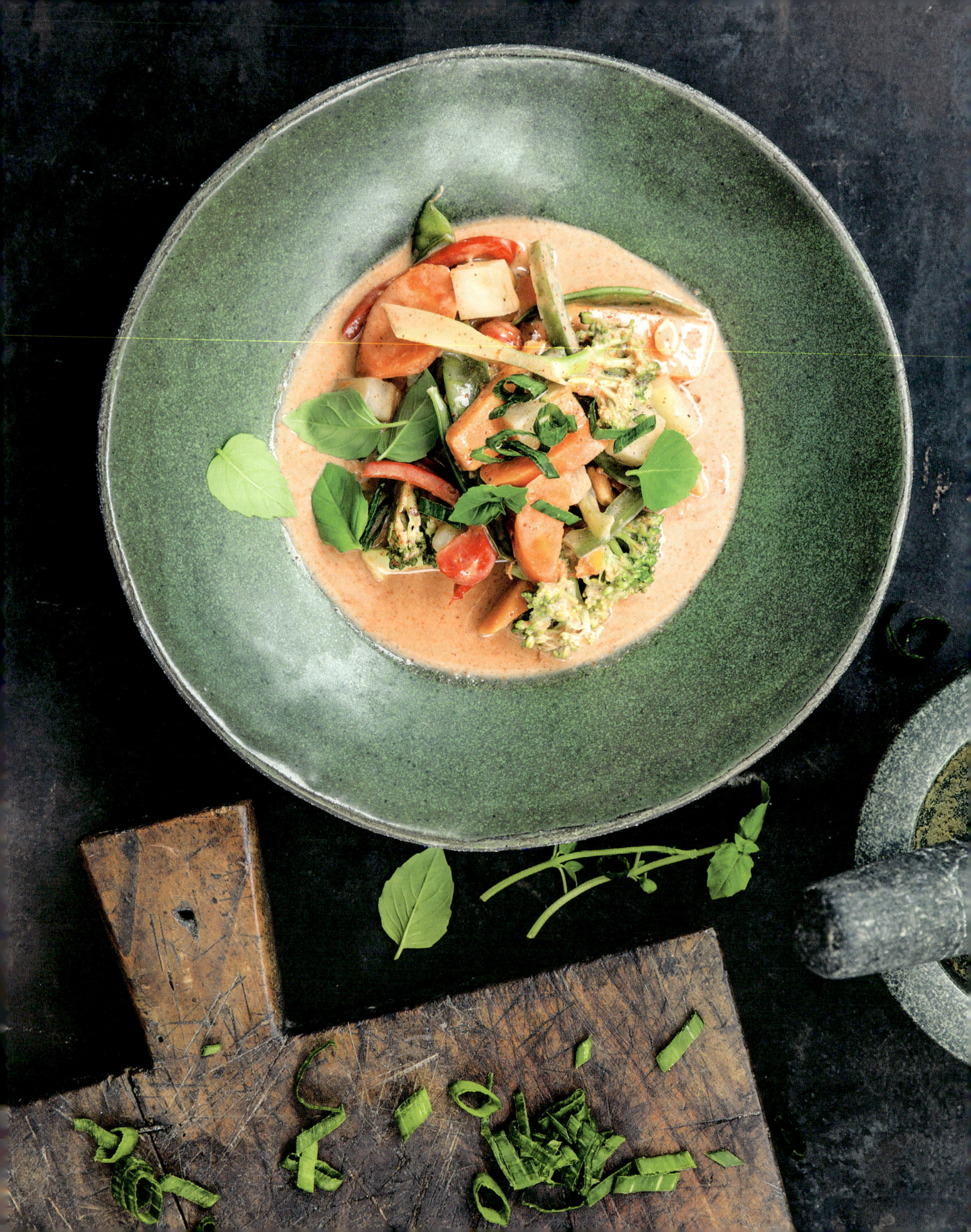

Einfach leckeres Gemüsecurry

Und nicht nur das: bekömmlich und ausgewogen aufgrund der Gemüse- und Gewürzkombi.

- Chilischote fein hacken; wer es scharf mag, lässt dabei die Kerne drin. Den Brokkoli in Röschen teilen und diese halbieren oder vierteln. Kohlrabi schälen und in Würfel schneiden, Karotten schälen und in Scheiben schneiden. Paprikaschote halbieren, entkernen und in Streifen schneiden.

- Das Sesamöl in einem Topf erhitzen und Chili sowie Ingwer 3 Minuten darin glasig andünsten. Das Currypulver dazugeben und mit Kokosmilch und Tomaten aufgießen. Gründlich umrühren.

- Das Zitronengras aufklopfen und mit dem Sternanis zum Curry geben. Alles einmal aufkochen lassen.

- Den Kohlrabi hinzufügen und 5 Minuten köcheln lassen. Anschließend die Hitze reduzieren, das restliche Gemüse dazugeben und das Curry weitere 15 Minuten köcheln lassen. Mit Salz würzen. Das Gemüse darf zum Schluss ruhig noch Biss haben.

- Zitronengras und Sternanis entfernen. Das Curry in Schalen füllen und mit frischem Basilikum bestreut servieren.

1 rote Chilischote

1 Kopf Brokkoli

2 Kohlrabi

4 Karotten

1 rote Paprikaschote

3 EL Sesamöl

1 EL Ingwer, fein gehackt

2 EL scharfes Currypulver

400 ml Kokosmilch

200 g passierte Tomaten

2 Stiele Zitronengras

3 Sternanis

300 g grüne Buschbohnen

1 gestrichener TL Salz

1 kleines Bund Basilikum

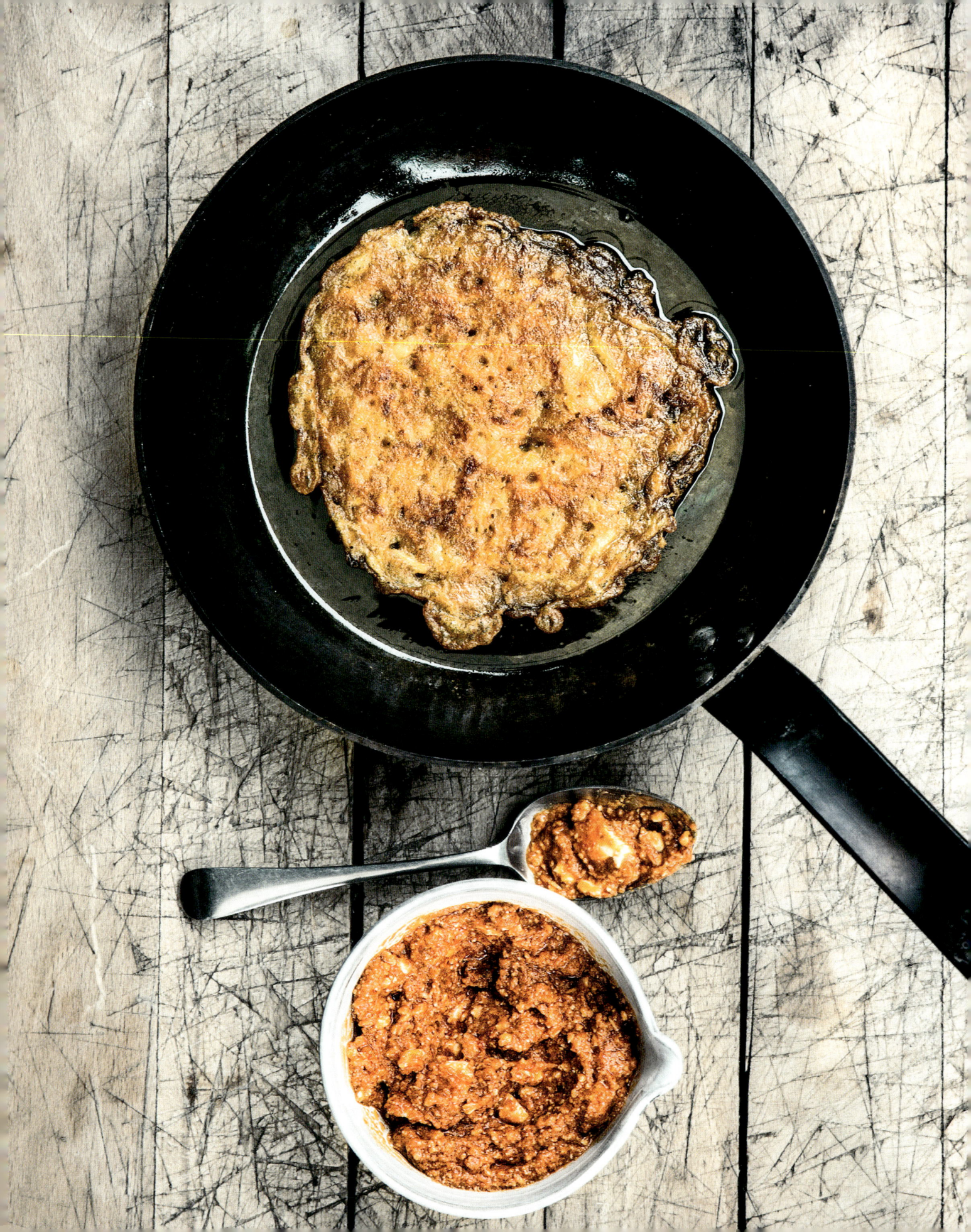

Gemüsepfannkuchen mit Feta-Paprika-Dip

Einer meiner Klassiker, der mich seit 15 Jahren begleitet.

- Für den Dip den Backofen auf 250 °C Grillstufe vorheizen. Paprikaschoten halbieren, entkernen und mit der Hautseite nach oben auf ein Backblech legen. 20 bis 25 Minuten im Ofen grillen, bis die Haut schwarz wird. Zum Abkühlen in eine Schüssel geben und abdecken.

- Die Paprikaschoten häuten und mit Ajvar sowie den Kräutern in ein hohes Gefäß geben. Maximal 10 Sekunden pürieren. Den Feta unter die Masse bröckeln und alles leicht salzen und pfeffern.

- Für die Pfannkuchen Zwiebel abziehen und klein schneiden. Die Chilischote ebenfalls klein schneiden; wer es scharf mag, lässt die Kerne drin. Zucchini und Karotten auf der Küchenreibe grob raspeln. Mit Kichererbsenmehl, Ei, Paprikapulver, restlichen Gewürzen, Natron, Salz und 320 Milliliter Wasser in einer Schüssel mischen, bis ein cremiger Teig entsteht.

- Das Öl in einer Pfanne erhitzen, mit einer Schöpfkelle etwas von der Masse in die Pfanne geben und auf beiden Seiten goldbraun zu Pfannkuchen ausbacken. Diese mit dem Dip servieren.

Für 6–8 Pfannkuchen

Für den Dip
2 gelbe Paprikaschoten
250 g Ajvar (siehe S. 115)
Blättchen von 2 Zweigen Thymian und 2 Stängeln Bohnenkraut
100 g Feta
Salz
Pfeffer

Für die Pfannkuchen
1 rote Zwiebel
1 rote Chilischote
1 Zucchini
2 Karotten
250 g Kichererbsenmehl
1 Ei
1 TL rosenscharfes Paprikapulver
je 1 TL gemahlener Koriander, gemahlener Kreuzkümmel und gemahlene Fenchelsamen
½ TL Natron
1 TL Salz
Öl zum Ausbacken

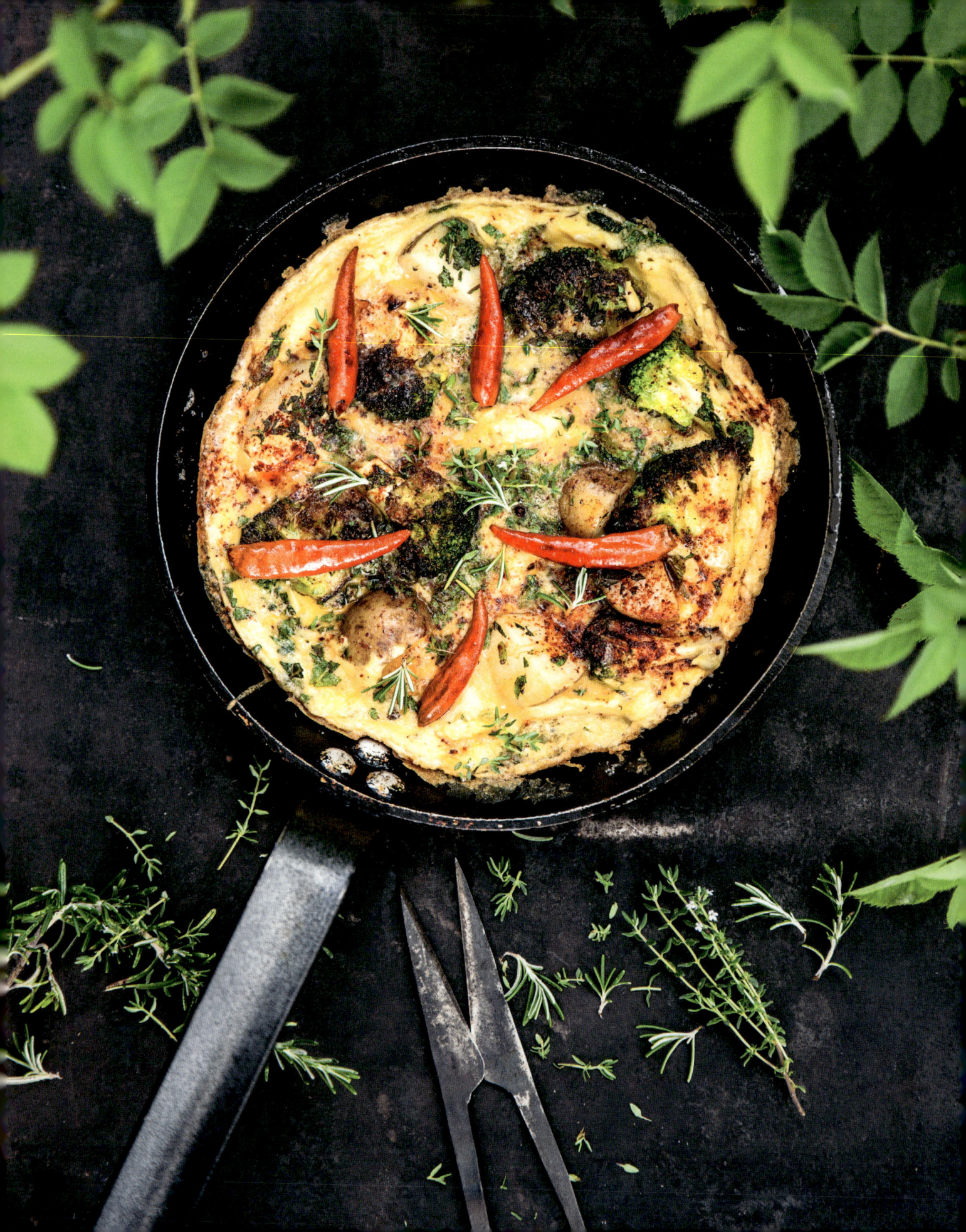

Kräuter-Chili-Omelett

Um das Ei besser verdaubar zu machen, kommt hier ordentlich Dampf in Form von Chilischoten rein!

- ■ Den Backofen auf 160 °C Umluft vorheizen.

- ■ Den Brokkoli in Röschen teilen und diese bei Bedarf halbieren oder vierteln. Die Kartoffeln halbieren und in dicke Scheiben schneiden. Chilischoten fein hacken; wer es scharf mag, lässt die Kerne drin.

- ■ 2 Esslöffel Öl in einer großen Pfanne erhitzen und die gehackten Chilischoten kurz darin anbraten. Aus der Pfanne nehmen. Das restliche Öl in die Pfanne geben und den Brokkoli kräftig darin anbraten, bis er leicht bräunt. Kartoffeln hinzufügen und weitere 3 Minuten mitbraten.

- ■ Die Eier aufschlagen, die Crème fraîche dazugeben und beides mit einem Schneebesen zu einer luftigen Masse schlagen. Die Rosmarinnadeln fein hacken und mit Thymian, Muskat, Salz sowie Paprikapulver dazugeben. Alles noch einmal gründlich verrühren.

- ■ Die Eimasse über das Gemüse gießen. Kurz stocken lassen und für 8 bis 10 Minuten in den Backofen geben. Das Omelett mit dem Chili bestreut servieren.

1 kleiner Kopf Brokkoli

2 gekochte Kartoffeln

6 mittelscharfe Chilischoten

8 EL Olivenöl

8 Eier (Größe L)

1 EL Crème fraîche

Nadeln von 1 Zweig Rosmarin

Blättchen von 4 Zweigen Thymian

1 Prise Muskatnuss, frisch gerieben

1 TL Salz

½ TL rosenscharfes Paprikapulver

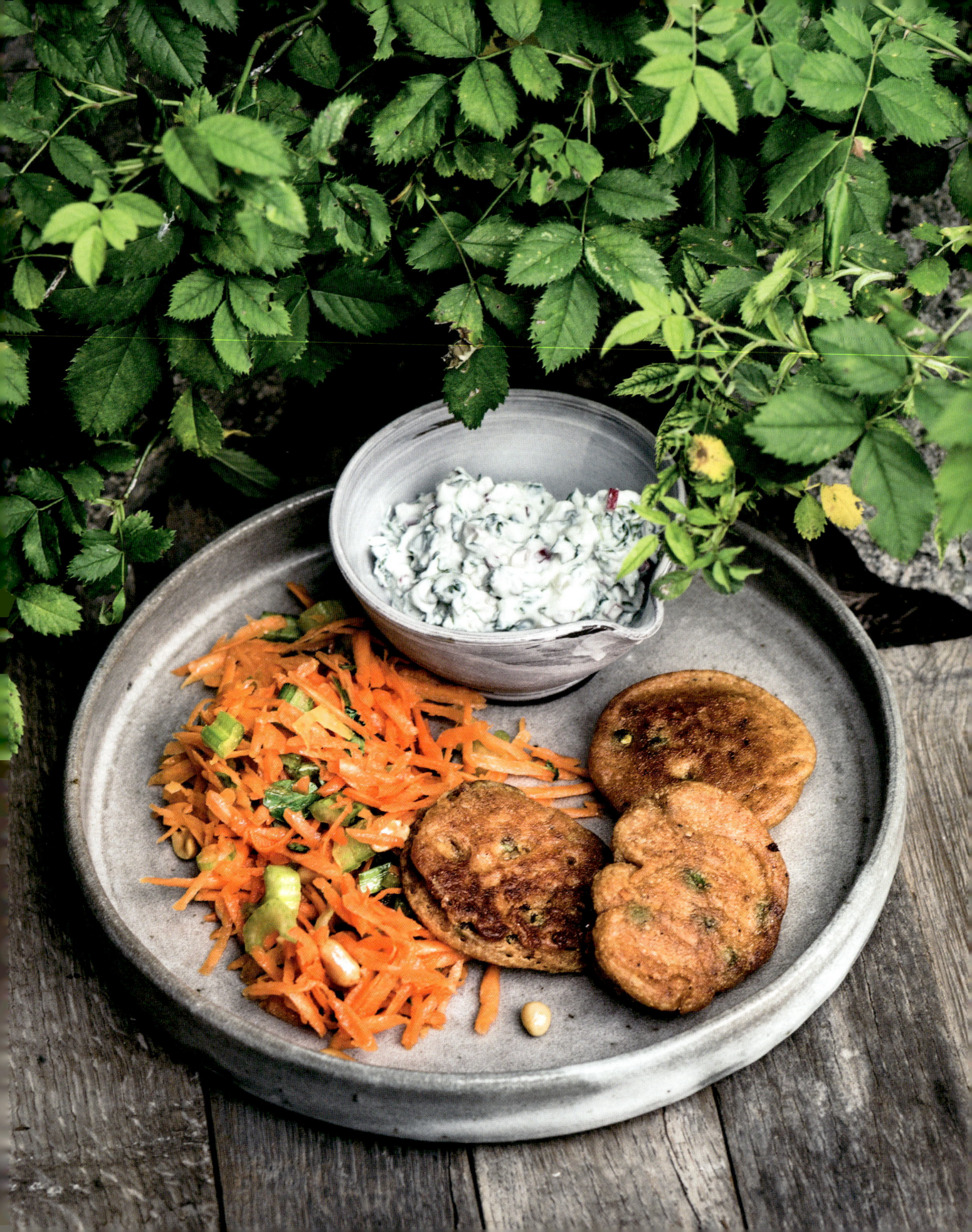

Vegane Paprikapuffer
mit spicy Karottensalat

Puffer kann man wunderbar ganz ohne Ei herstellen – süß und pikant. Hier zunächst die würzige Variante, später gibt es noch eine süße Version.

- Für den Karottensalat Karotten schälen und grob raspeln. Sellerie in dünne Scheiben schneiden. Chilischoten fein hacken; wer es scharf mag, lässt die Kerne drin. Karotten, Sellerie und Chili mit Honig, Öl, Zitronensaft und Erdnüssen in einer großen Schüssel mischen. 20 Minuten ziehen lassen und mit Salz und Pfeffer würzen.

- In der Zwischenzeit die Paprikaschoten entkernen und grob in eine Schüssel reiben. Mit Kichererbsenmehl, Curry, Garam Masala, Kurkuma, Natron und Salz sowie 250 Milliliter Wasser vermischen, bis ein cremiger Teig einsteht.

- Das Öl in einer Pfanne erhitzen. Mit einem Esslöffel oder einer kleinen Schöpfkelle etwas von der Puffermasse ins Fett geben und auf beiden Seiten jeweils 3 bis 4 Minuten goldbraun darin backen. Die Paprikapuffer mit dem Karottensalat und nach Belieben mit Frankfurter Grüner Sauce (siehe S. 83) servieren.

Für 12–15 Puffer

Für den Karottensalat

500 g Karotten

2 Stangen Sellerie

2 rote Chilischoten

1 EL Honig

6 EL Olivenöl

Saft von 2 Zitronen

3 EL geröstete Erdnüsse

Salz

Pfeffer

Für die Puffer

2 grüne Paprikaschoten

250 g Kichererbsenmehl

1 EL Currypulver

1 TL Garam Masala

1 TL gemahlene Kurkuma

½ TL Natron

1 gestrichener TL Salz

Öl zum Ausbacken

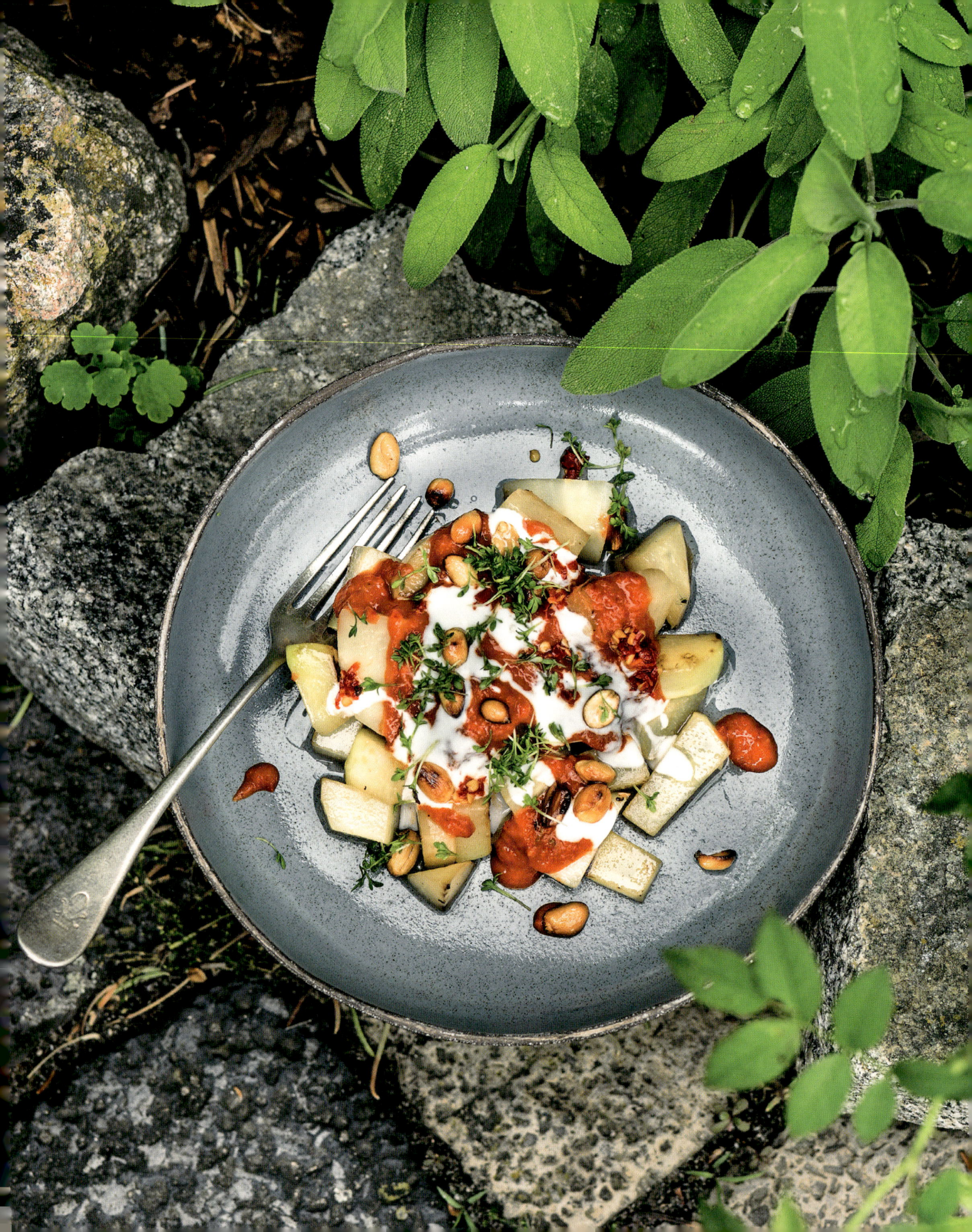

Gebratener Kohlrabi
mit Volkers Ajvar spezial

Ich bin jahrelang einfach am Kohlrabi vorbeigegangen – es ist
Zeit, ihn aus der Hollandaise zu retten!

■ Den Backofen auf 250 °C Grillstufe vorheizen.

■ Kohlrabi schälen, halbieren und in reichlich leicht gesalzenem Wasser 30 bis 35 Minuten garen. Er darf ruhig noch
bissfest sein. In ein Sieb abgießen, kalt abschrecken und in
Stücke schneiden.

■ In der Zwischenzeit für das Ajvar die Paprikaschoten halbieren und entkernen. Die Aubergine ebenfalls halbieren und
die Haut mit einer Gabel mehrfach einstechen. Paprikascho-
ten- und Auberginenhälften mit der Hautseite nach oben auf
ein Backblech legen und ca. 20 Minuten im Ofen backen,
bis die Paprikahaut schwarz und die Aubergine faltig wird.
Beides zum Auskühlen abgedeckt in eine Schüssel geben
und anschließend häuten.

■ Die Erdnüsse in einer Pfanne ohne Fett anrösten. Knoblauch
abziehen und mit den Chilischoten mitsamt den Kernen fein
hacken. 3 Esslöffel Öl in einer Pfanne erhitzen und Knoblauch, Chili sowie Fenchelsamen 3 Minuten darin anbraten.
Zucker und Thymian dazugeben und unterrühren.

■ Die Kräutermischung mit Paprika, Aubergine, Tomatenmark
und 1 gestrichenen Teelöffel Salz in ein hohes Gefäß geben
und cremig pürieren. Das restliche Öl in einer Pfanne erhitzen und den Kohlrabi kräftig darin anbraten, bis er Farbe an-
nimmt. Mit Salz und Pfeffer würzen. Die Kohlrabistücke auf
Tellern anrichten, je 1 Teelöffel Joghurt daraufgeben und mit
Nüssen sowie Kresse bestreuen. Mit dem Ajvar servieren.

4 Kohlrabi

Salz

Für das Ajvar

4 rote Paprikaschoten

1 Aubergine

50 g geröstete Erdnüsse

3 Knoblauchzehen

1 gestr. TL Salz

2 rote Chilischoten

8 EL Olivenöl

2 TL Fenchelsamen

1 Prise Rohrzucker

Blättchen von 2 Zweigen Thymian

1 EL Tomatenmark

Salz

Pfeffer

4 TL Joghurt

Nüsse zum Bestreuen

Kresse zum Bestreuen

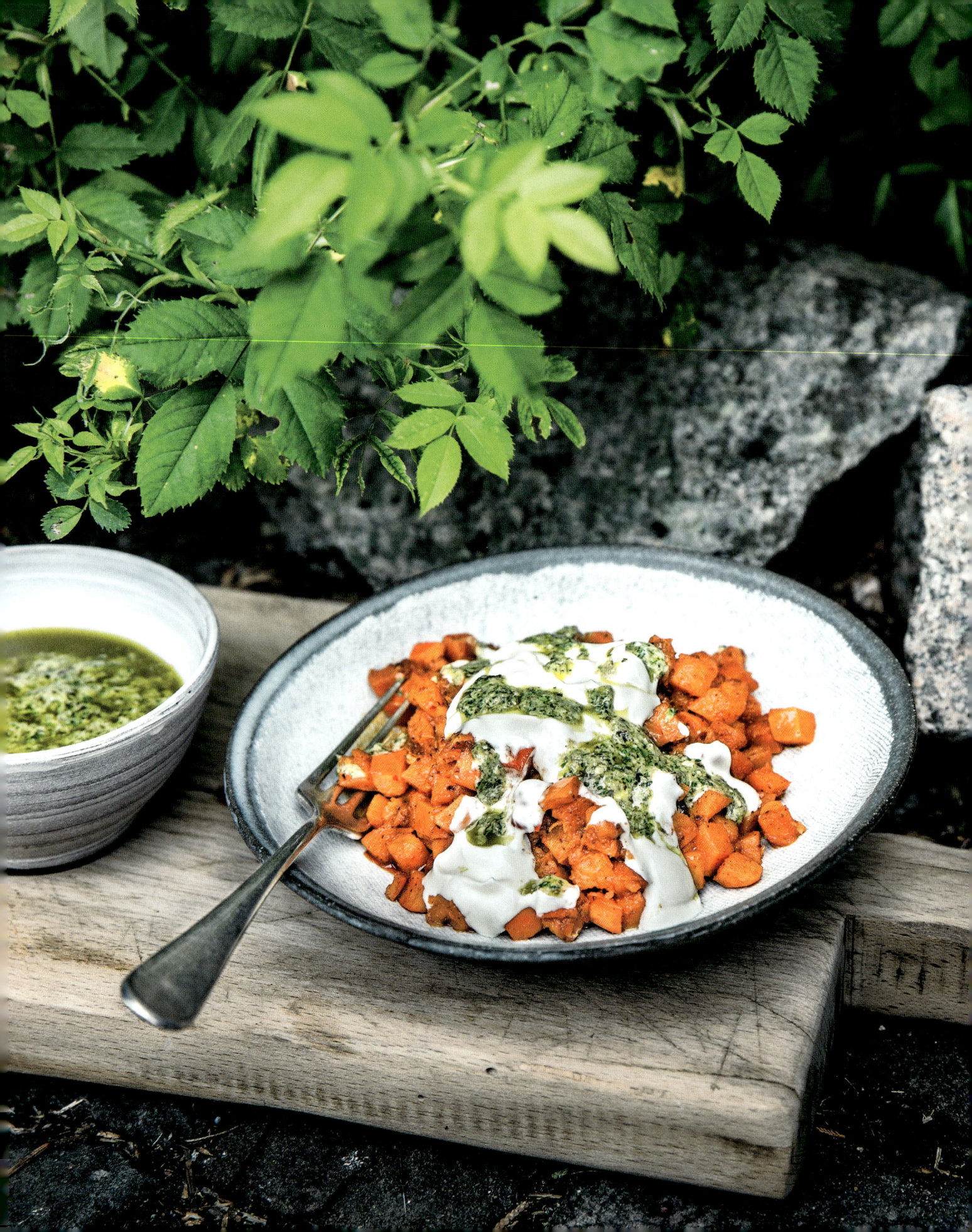

Ofenkürbis mit Minzpesto

Die Kürbisreihe geht weiter: immer leicht und immer lecker.

- Den Backofen auf 200 °C vorheizen.

- Den Kürbis schälen, entkernen und in kleine Würfel schneiden. In eine Schüssel geben, mit Öl, Salz sowie Curry mischen und anschließend 20 bis 25 Minuten im Ofen backen.

- Für das Pesto die Chilischote fein hacken; wer es scharf mag, lässt die Kerne drin. Mit Minze, Pinienkernen, Öl, Zitronenschale, Zitronensaft, Pecorino und Honig in ein hohes Gefäß geben und cremig pürieren. Mit Salz und Pfeffer würzen.

- Den Kürbis mit dem Minzpesto servieren, dabei nach Belieben noch etwas Frischkäse, Joghurt oder Quark über den Kürbis geben.

1 Butternut-Kürbis

100 ml Oliven- oder ungeröstetes Sesamöl

½ TL Salz

2 EL scharfes Currypulver

Für das Pesto

1 rote Chilischote

1 großes Bund Minze, ca. 50 g

20 g geröstete Pinienkerne

150 ml Olivenöl

abgeriebene Schale und Saft von 1 Bio-Zitrone

150 g Pecorino, gerieben

1 TL Waldhonig

Salz

Pfeffer

optional:

Frischkäse, Joghurt oder Quark

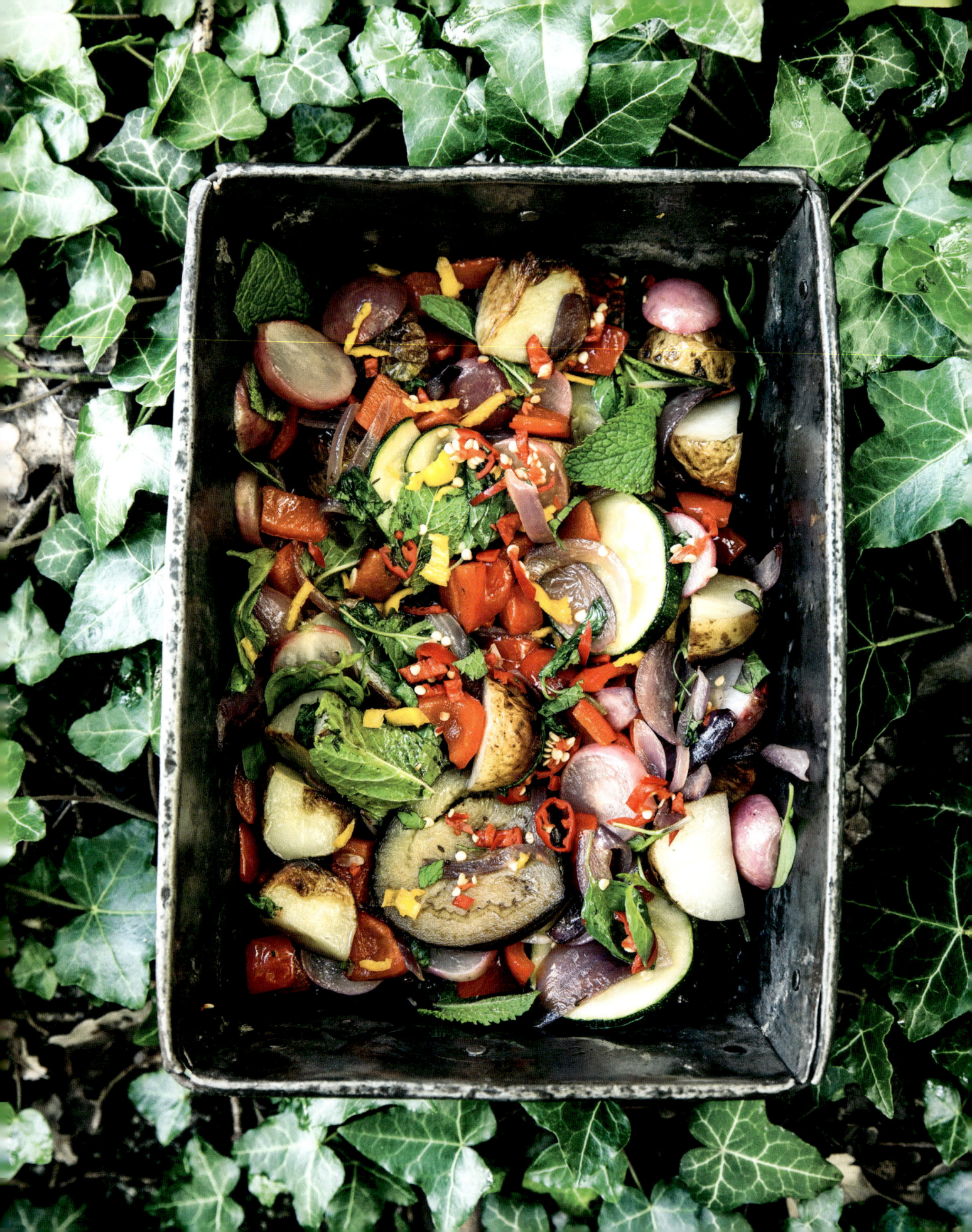

Gartengemüse aus dem Ofen

Schnörkellos, bunt, lecker und leicht: das perfekte Sommeressen.

- Den Backofen auf 200 °C vorheizen.

- Kartoffeln vierteln, Radieschen halbieren. Aubergine in Scheiben schneiden, Zucchini klein schneiden. Die Paprikaschoten entkernen und in Würfel schneiden. Zwiebeln abziehen, halbieren und in dünne Scheiben schneiden. Die Chilischoten in dünne Ringe schneiden; wer es scharf mag, lässt die Kerne drin.

- Das Gemüse bis auf die Chiliringe mit Olivenöl, Salz und Zitronensaft mischen und 30 Minuten im Ofen backen. Estragon und Kerbel grob hacken und mit den Minzeblättern sowie den Chiliringen kurz vor dem Servieren unter das Gemüse mischen.

500 g kleine Kartoffeln (Drillinge)

1 Bund Radieschen

1 Aubergine

2 Zucchini

2 rote Paprikaschoten

2 rote Zwiebeln

2 mittelscharfe Chilischoten

100 ml Olivenöl

1 gestrichener TL Salz

Saft von 1 Zitrone

jeweils 4 Stängel Estragon und Kerbel

Blätter von 1 kleinen Bund Minze

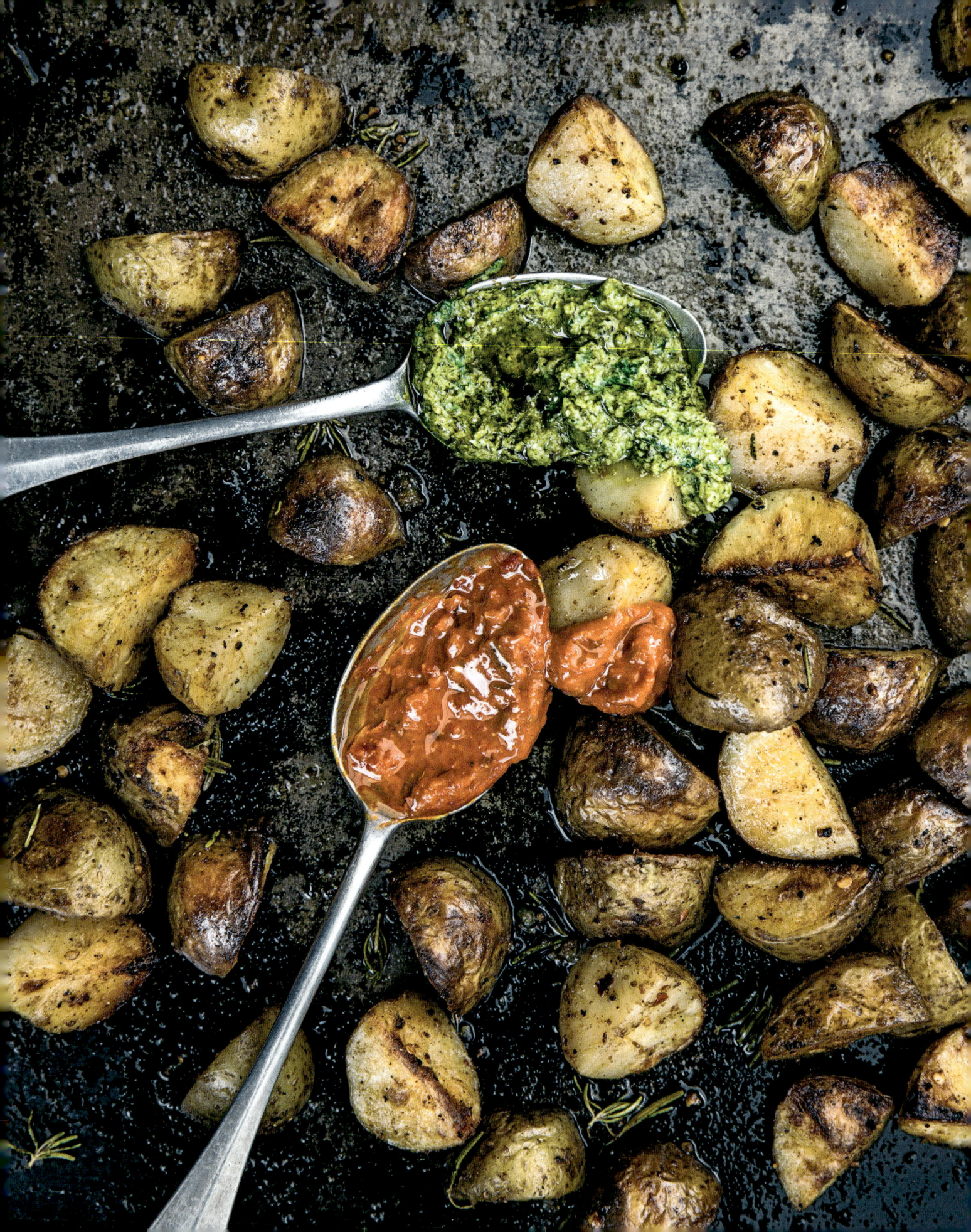

Ofenkartoffeln mit zweierlei Pesto

Das meiner Meinung nach weltweit am meisten unterschätzte Gemüse, an dieser Stelle mit Veredelung.

- Den Backofen auf 220 °C vorheizen.

- Die Kartoffeln vierteln und mit Öl, Kurkuma sowie Currypulver mischen. Auf ein Backblech geben und 25 Minuten im Ofen garen.

- In der Zwischenzeit für das grüne Pesto die Chilischote grob hacken; wer es scharf mag, lässt dabei die Kerne drin. Mit den restlichen Zutaten in ein hohes Gefäß geben und cremig pürieren.

- Für das rote Pesto die Tomaten grob hacken und die Süßkartoffel in kleine Würfel schneiden. Mit den restlichen Zutaten in ein hohes Gefäß geben und cremig pürieren.

- Die Ofenkartoffeln mit den beiden Pestosorten servieren.

1 kg kleine Kartoffeln (Drillinge)
100 ml Olivenöl
1 TL gemahlene Kurkuma
1 EL scharfes Currypulver
1 TL Salz

Für das grüne Pesto
1 grüne Chilischote
50 g Brunnenkresse
50 g geröstete Pistazienkerne
50 g Pecorino, gerieben
150 ml Olivenöl
Saft von 1 Zitrone
1 TL Honig
1 gestrichener TL Salz

Für das rote Pesto
50 g eingelegte Tomaten
1 kleine Süßkartoffel, gekocht
1 EL geröstete Pinienkerne
120 ml Olivenöl
1 TL Sambal Oelek
50 g Ziegenfrischkäse
½ TL gemahlener Kardamom
½ TL Salz
30 Basilikumblättchen

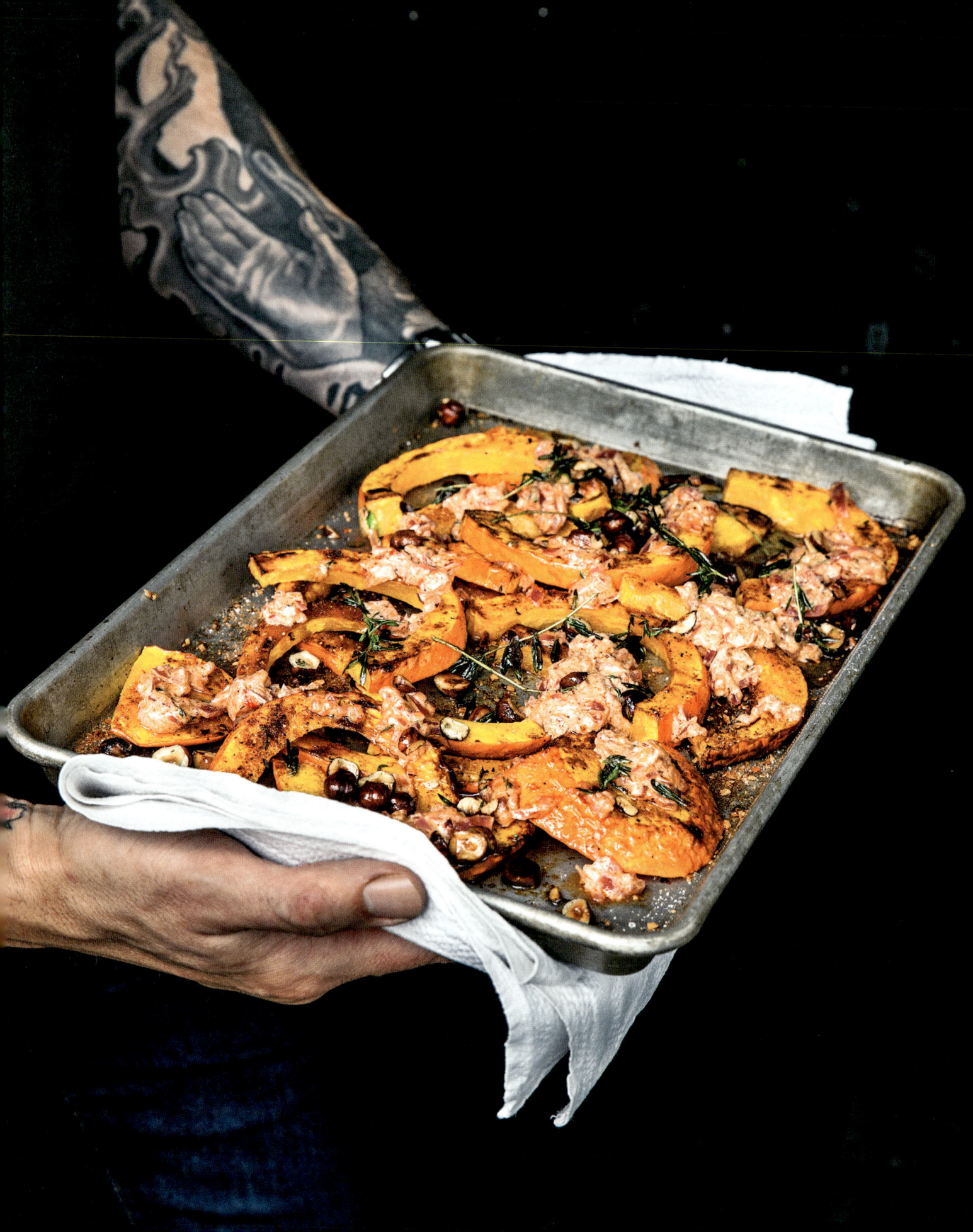

Kräuter-Ofenkürbis
mit Zwiebel-Frischkäse-Creme

Wie war das noch mal mit dem Kürbis ...? Geht immer!

- Den Backofen auf 200 °C vorheizen.

- Kürbis halbieren, entkernen und in Spalten schneiden. Mit Öl, Paprikapulver, Salz und Kräutern mischen, auf ein Backblech legen und 20 bis 25 Minuten im Ofen backen.

- Für die Zwiebel-Frischkäse-Creme die Zwiebeln abziehen und würfeln. Chilischoten grob hacken; wer es scharf mag, lässt dabei die Kerne drin. Das Öl in einer Pfanne erhitzen und die Zwiebelwürfel darin anbraten, bis sie leicht bräunen. Chili, Fenchelsamen und Zucker dazugeben und weitere 2 Minuten erhitzen. In eine Schüssel geben und auskühlen lassen.

- Die Mischung mit dem Ziegenfrischkäse vermengen und mit Limettenschale sowie Salz und Pfeffer würzen.

- Den Kürbis auf Tellern anrichten, dabei die Kräuter entfernen. Die Zwiebel-Frischkäse-Creme darübergeben und mit den Haselnüssen bestreut servieren.

1 großer Hokkaido-Kürbis

100 ml Olivenöl

2 EL rosenscharfes Paprikapulver

1 TL Salz

6 Zweige Thymian

6 Stängel frisches Bohnenkraut

50 g Haselnüsse

Für die Zwiebel-Frischkäse-Creme

2 rote Zwiebeln

2 rote Chilischoten

4 EL Olivenöl

1 EL Fenchelsamen

1 Prise Rohrzucker

200 Ziegenfrischkäse

abgeriebene Schale von 1 Bio-Limette

Salz

Pfeffer

123

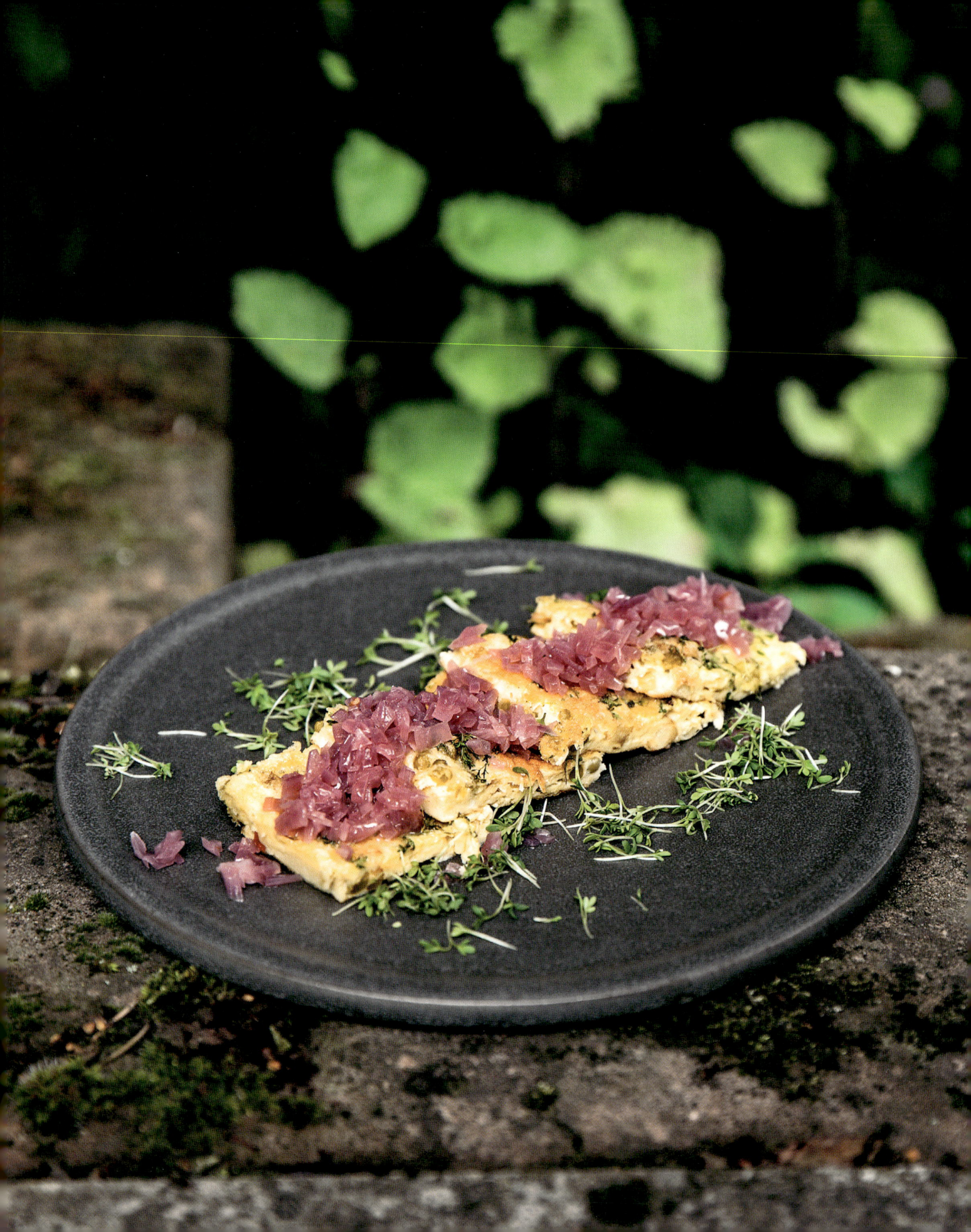

Kresse-Pastinaken-Erbsen-Omelett mit Zwiebelchutney

Das klassische Babybrei-Gemüse in ein Omelett gezaubert!

- Für das Chutney Zwiebeln abziehen und in Würfel schneiden. Die Chilischoten fein hacken; wer es scharf mag, lässt dabei die Kerne drin.

- Das Öl in einer Pfanne erhitzen und Ingwer sowie Chili 2 Minuten darin anbraten. Die Zwiebelwürfel dazugeben und 5 Minuten mit anschwitzen. Orangensaft und Rohrzucker hinzufügen, mit Salz würzen und aufkochen lassen. Anschließend die Hitze reduzieren und das Chutney bei leicht geöffnetem Deckel 20 Minuten köcheln lassen, bis die gesamte Flüssigkeit verdampft ist.

- In der Zwischenzeit für das Omelett den Backofen auf 160 °C vorheizen.

- Pastinaken schälen und in kleine Würfel schneiden. Die Chilischote fein hacken; wer es scharf mag, lässt dabei die Kerne drin. Das Ghee in einer großen Pfanne erhitzen und die Pastinaken kräftig darin anbraten, bis sie leicht bräunen. Chili und Erbsen dazugeben und circa 3 Minuten mitbraten. Das Bohnenkraut hinzufügen.

- Kresse vom Beet schneiden, Eier mit einem Schneebesen luftig aufschlagen. Kresse und Salz unter die Eier mischen. Die Eimasse zum Gemüse in der Pfanne gießen und etwas stocken lassen. Das Omelett in 8 bis 10 Minuten im Ofen fertig backen. Mit dem Zwiebelchutney servieren.

Für das Chutney

3 rote Zwiebeln

3 rote Chilischoten

4 EL Olivenöl

1 EL gehackter Ingwer

Saft von 2 Orangen

2 EL Rohrohrzucker

Salz

Für das Omelett

2 Pastinaken

1 grüne Chilischote

2 EL Ghee

100 g Erbsen, gekocht

1 TL getrocknetes Bohnenkraut

1 Schale Kresse

8 Eier (Größe L)

½ TL Salz

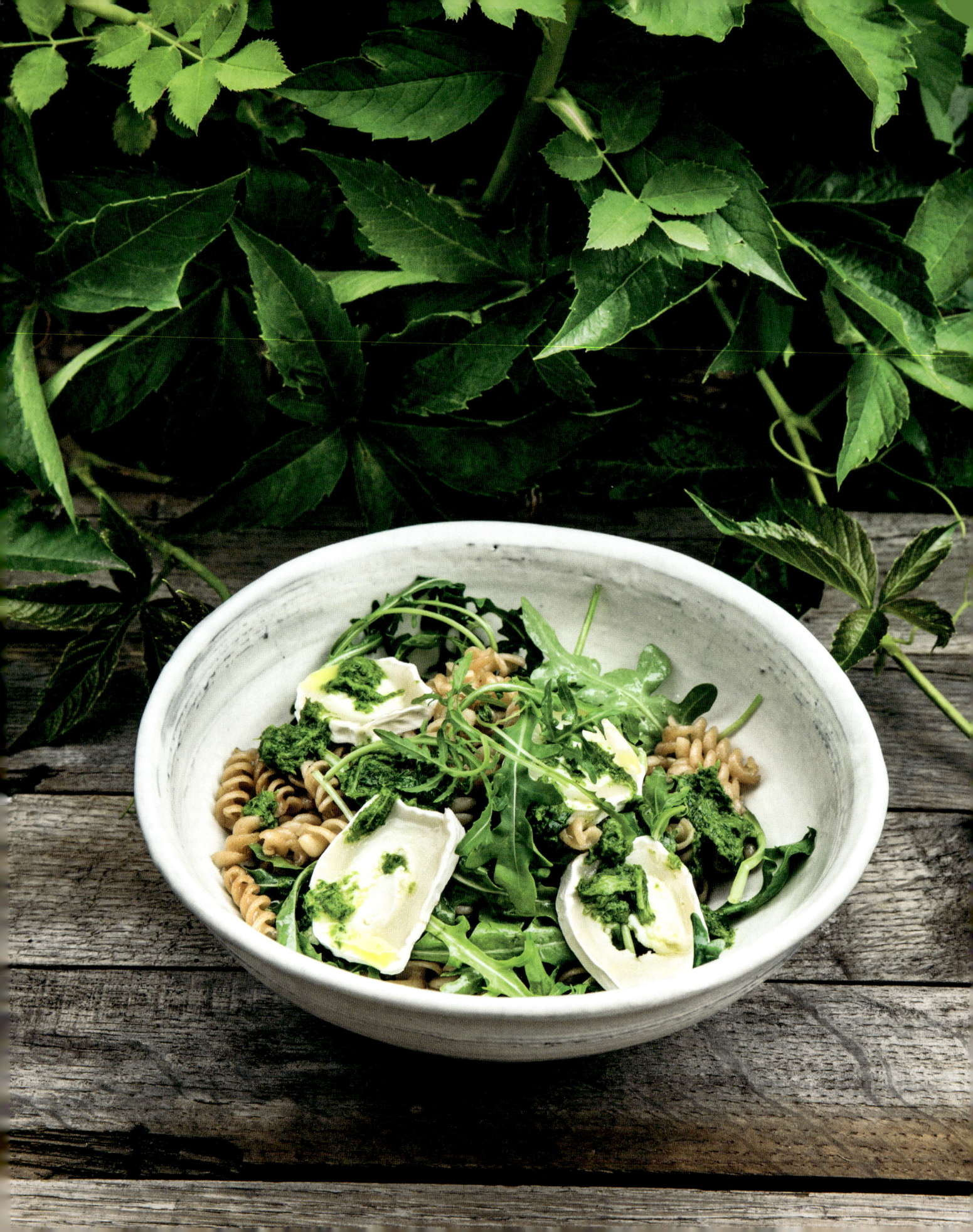

Dinkel-Spirelli mit Rucolapesto und Ziegenkäse

Es gibt Tage, da muss es einfach Pasta sein, und das ist auch gut so. Hier eine Variante mit Rucola, dem man sonst eher nur als Zutat im Salat begegnet. Zu Unrecht: Rucola wirkt stärkend auf das Immunsystem und liefert eine ganze Halde an Vitaminen und Mineralstoffen mit.

- Die Nudeln nach Packungsanweisung in reichlich Salzwasser bissfest garen. In der Zwischenzeit die Käserolle in dünne Scheiben schneiden.

- Für das Pesto alle Zutaten in ein hohes Gefäß geben und cremig pürieren.

- Die Nudeln in ein Sieb abgießen und abtropfen lassen. Mit den Ziegenkäsescheiben auf Tellern anrichten und mit dem Rucolapesto servieren.

200 g Dinkel-Spirelli

Salz

1 Rolle Ziegenkäse

Für das Pesto

50 g Rucola

Saft von 1 Zitrone

1 TL Honig

2 EL Ziegenfrischkäse

50 g geröstete Walnüsse

150 ml Olivenöl

1 TL rosa Pfefferbeeren

½ TL Salz

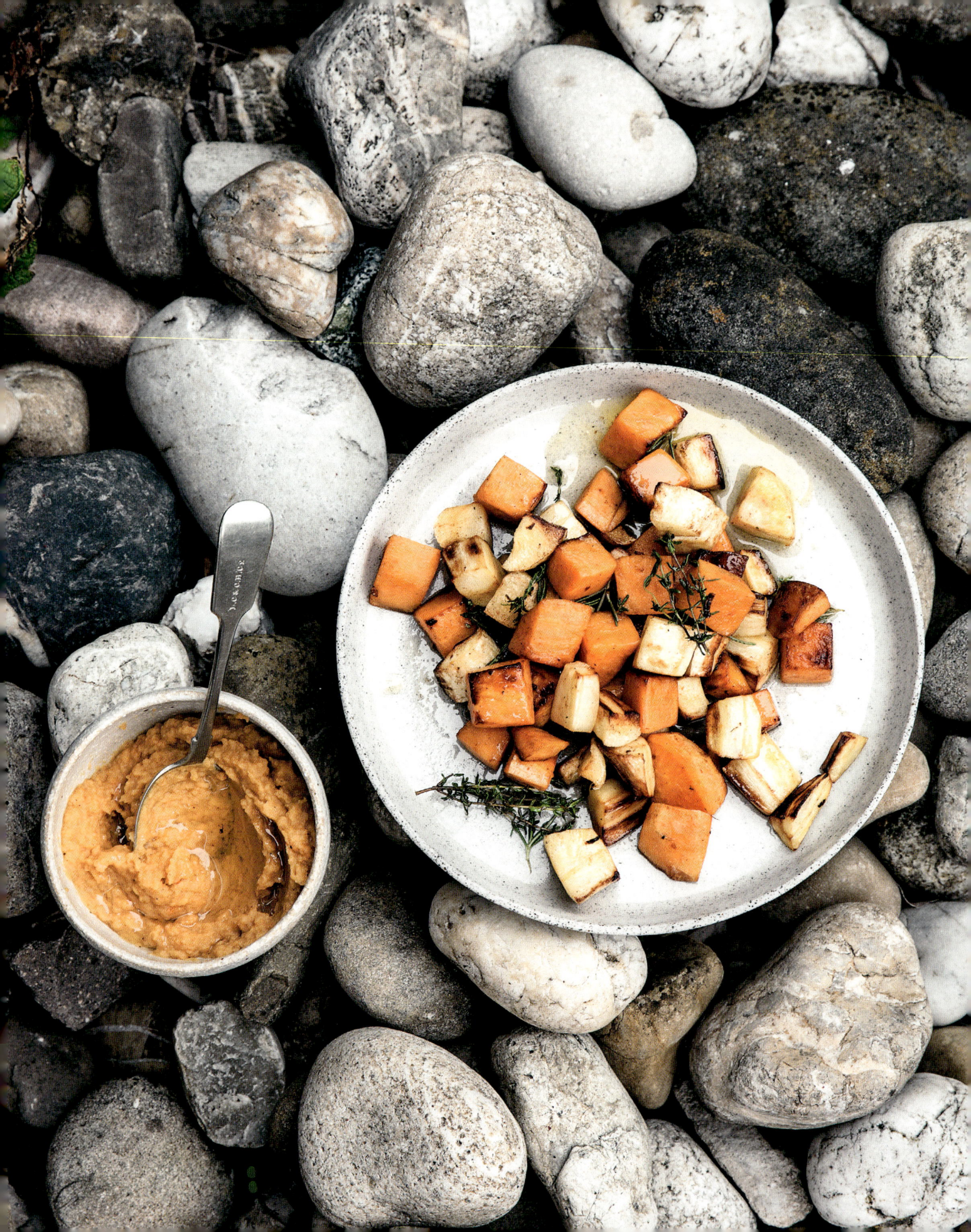

Gemüseknollenpfanne
mit Kichererbsen-Senf-Dip

Erdiges Gemüse verfeinert mit einer Hummus-Variation.

- Für die Pfanne das Gemüse in etwa gleich große, mundgerechte Stück schneiden.

- Einen großen Topf zu einem Viertel mit leicht gesalzenem Wasser füllen und mit Lorbeer, Sternanis, Ingwer sowie Rosmarin und Thymian zum Kochen bringen. Kohlrabi und Kartoffeln dazuzugeben und nach 5 Minuten Süßkartoffeln und Pastinaken hinzufügen. Das Gemüse in etwa 10 Minuten bissfest garen.

- Anschließend in ein Sieb abgießen und den Sud dabei auffangen. Diesen als kleinen Verdauungsbooster vorab servieren. Die Gewürze und Kräuter aus dem Gemüse fischen.

- Das Ghee in einer Pfanne erhitzen und das Gemüse noch einmal kräftig darin anbraten, bis es leicht bräunt.

- Für den Dip Kichererbsen abgießen, dabei die Flüssigkeit auffangen. Knoblauch abziehen und fein hacken. Das Öl in einer Pfanne erhitzen und Anissamen sowie Knoblauch 2 Minuten darin dünsten.

- Mit Kichererbsen, Senf, Cashewkernen, Limettensaft, Kräutern und Salz in ein hohes Gefäß geben und unter Zugabe der aufgefangenen Flüssigkeit zu einer geschmeidigen Creme pürieren. Den Kichererbsen-Senf-Dip zur Gemüseknollenpfanne servieren.

Für die Pfanne

1 Kohlrabi

6 Kartoffeln

2 Süßkartoffeln

6 Pastinaken

Salz

4 Lorbeerblätter

2 Sternanis

4 Scheibchen Ingwer

2 Zweige Rosmarin

4 Zweige Thymian

3–4 EL Ghee

Für den Dip

400 g Kichererbsen aus der Dose

2 Knoblauchzehen

6 EL Olivenöl

1 EL Anissamen

2 EL mittelscharfer Senf

50 g Cashewkerne, geröstet

2 EL Limettensaft

Blättchen von je 2 Zweigen bzw. Stängeln Thymian, Estragon und Kerbel

1 gestrichener TL Salz

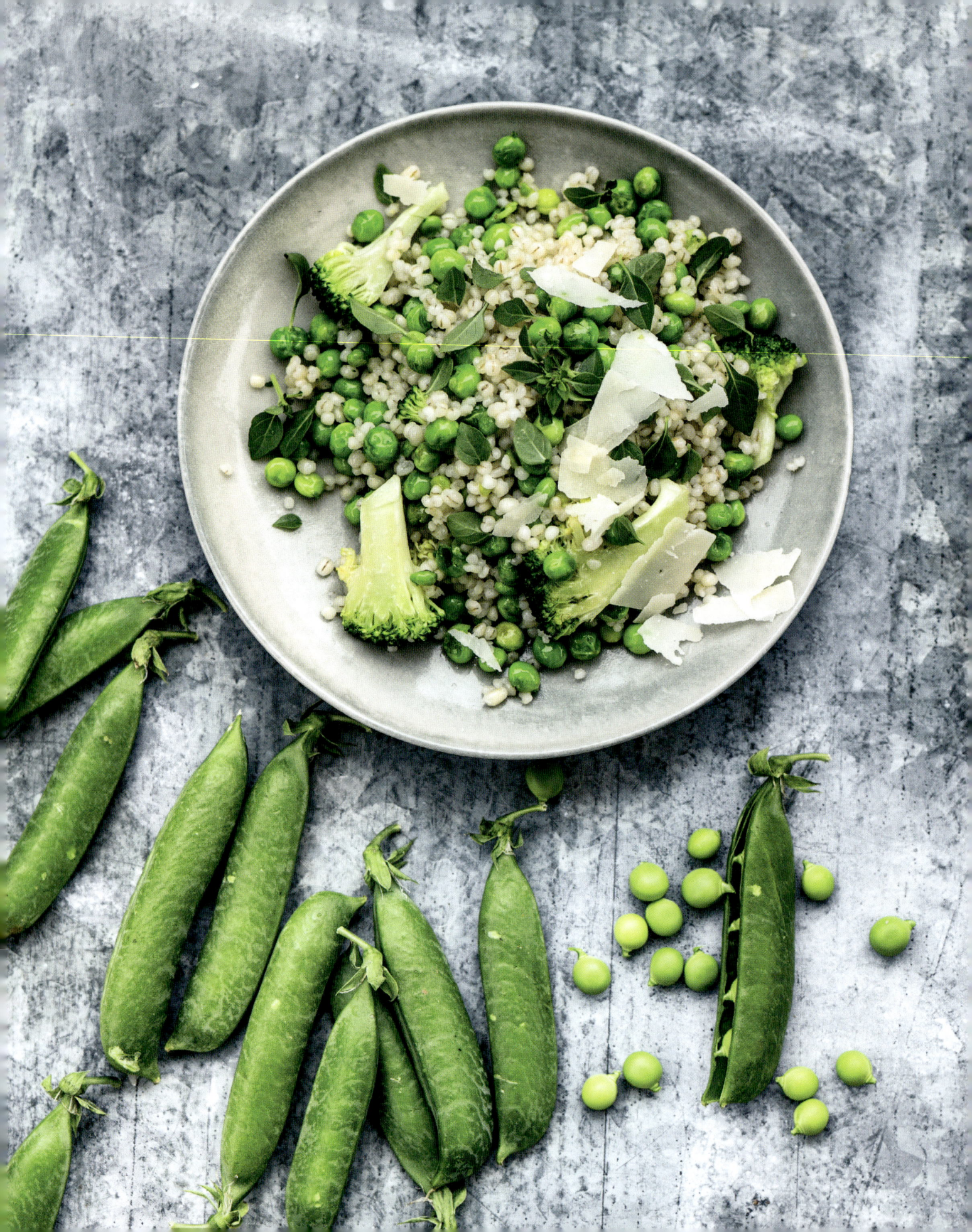

Perlgraupen-Risi-Bisi

Dass ich ein Gerstengraupen-Fan bin, hat sich schon herumgesprochen, oder?

- Den Brokkoli in Röschen teilen (Tipp: den Strunk für eine Gemüsebrühe verwenden). Die Perlgraupen in der Gemüsebrühe al dente garen und anschließend abgießen; dabei die Garflüssigkeit auffangen. Diese zurück in den Topf geben und Brokkoli sowie Erbsen darin in circa 8 Minuten bissfest kochen. Abgießen (Tipp: den Sud als Suppe servieren).

- Das Ghee in einer großen Pfanne erhitzen und Erbsen, Brokkoli sowie Graupen darin schwenken. Den Limettensaft dazugeben und das Risi-Bisi mit Salz und Pfeffer würzen. Den Oregano untermischen, den Käse darüberhobeln und servieren.

1 kleiner Kopf Brokkoli

150 g Perlgraupen

1 l Gemüsebrühe

400 g gepulte frische Erbsen

4–6 EL Ghee

3 EL Limettensaft

Salz

Pfeffer

Blättchen von 4 Stielen Oregano

Parmesan oder Pecorino zum Darüberhobeln

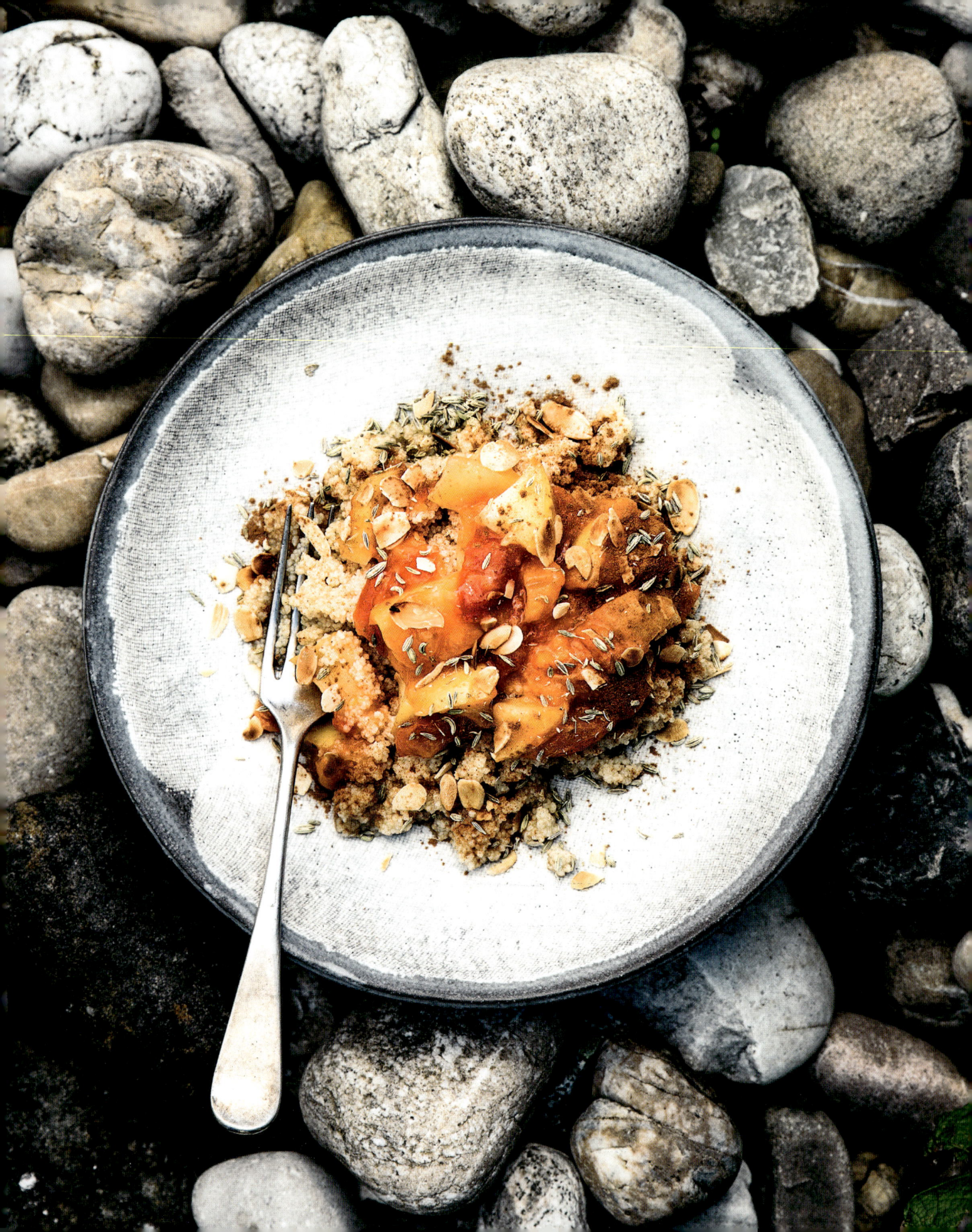

Couscous mit Apfel-Aprikosen-Kompott und gerösteten Erdnüssen

Mit dieser Köstlichkeit ist ein warmes Frühstück wirklich kein Problem mehr.

- Den Couscous mit kochendem Wasser übergießen, bis er vollständig bedeckt ist. Salzen, umrühren und 5 Minuten quellen lassen.

- Für das Kompott den Apfel vom Kerngehäuse befreien, Aprikosen entsteinen, beides in Würfel schneiden.

- Das Ghee in einer Pfanne erhitzen und Ingwer, Kardamom, Zimt und Sternanis sowie Aprikosen- und Apfelwürfel 3 Minuten darin glasig dünsten. 5 Esslöffel warmes Wasser dazugeben und kurz aufkochen. Anschließend die Hitze reduzieren und das Kompott zugedeckt 10 Minuten köcheln lassen. Zimtstange und Sternanis entfernen.

- Den Couscous auf Schälchen verteilen, das Kompott daraufgeben und mit Mandelblättchen sowie Fenchelsamen bestreut servieren.

120 g Couscous

1 Prise Salz

Für das Kompott

1 Apfel

4 Aprikosen

1 EL Ghee

2 TL Ingwer, gehackt

½ TL gemahlener Kardamom

1 Zimtstange

2 Sternanis

Außerdem

50 g geröstete Mandelblättchen

Fenchelsamen zum Garnieren

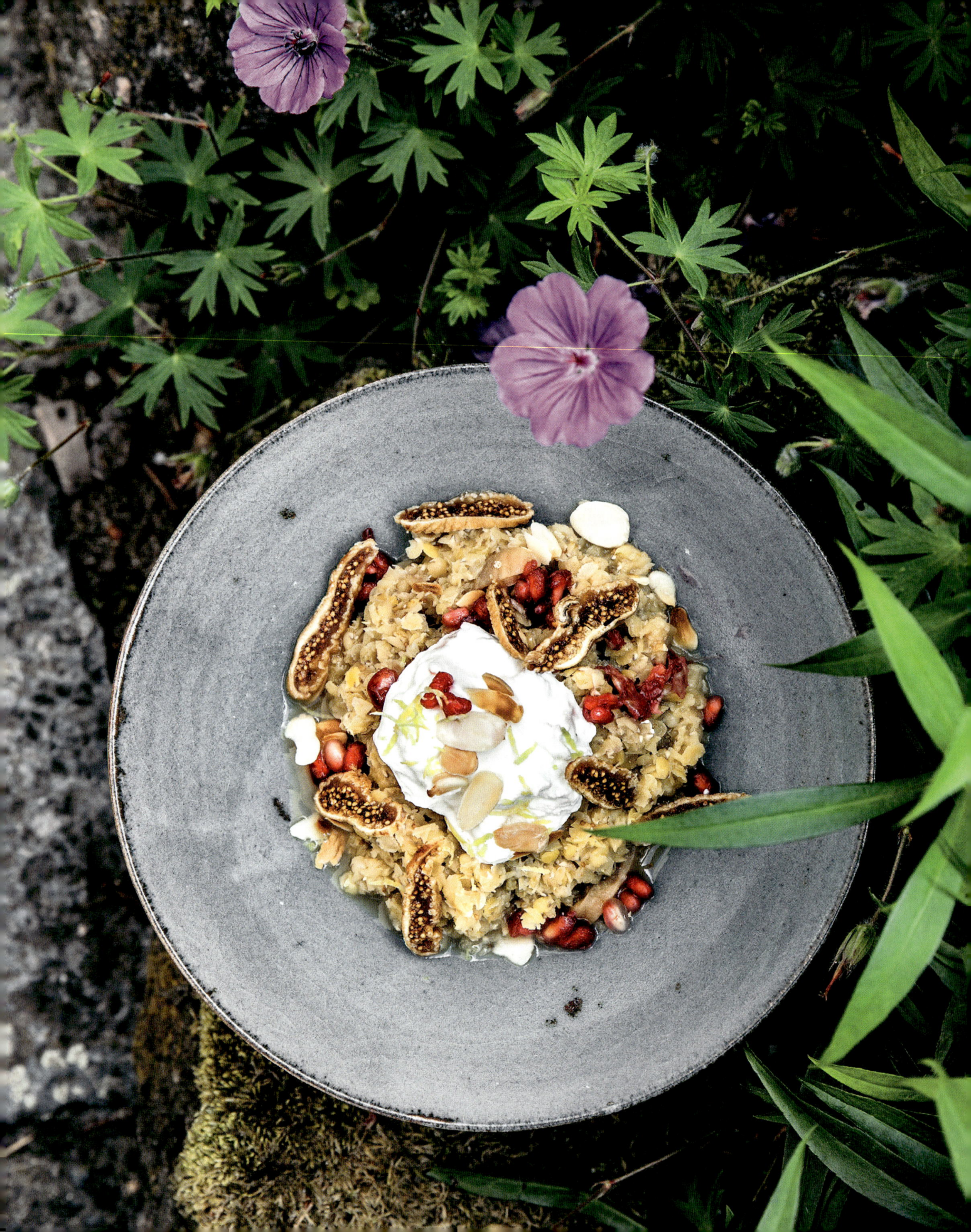

Frühstücks-Dhal

Dhal ist das perfekte Gericht für alle Doshas – es gleicht jedes Ungleichgewicht aus. Mit dieser süßen Version fühlen sich die drei Doshas ganz besonders wohl.

- Die Linsen mit Zimt und Kardamom in ½ Liter leicht gesalzenem Wasser in 8 bis 10 Minuten bissfest garen. In ein Sieb abgießen und Zimt sowie Kardamom entfernen.

- Die Feigen in Streifen schneiden. Das Ghee in einer Pfanne erhitzen und den Ingwer 3 Minuten darin glasig dünsten. Linsen, Mandeln, Kokoscreme und Feigen dazugeben und unter Rühren 3 Minuten erwärmen.

- Auf Schalen verteilen, nach Belieben mit Honig süßen und mit Joghurt sowie Granatapfelkernen garniert servieren.

150 g gelbe Linsen

2 Stangen Zimt

6 Kardamomkapseln

Salz

4 Feigen

3 EL Ghee

1 EL gehackter Ingwer

50 g gehackte Mandeln

2 EL Kokoscreme

2 EL Honig (optional)

4 EL Joghurt

Kerne von 1 Granatapfel

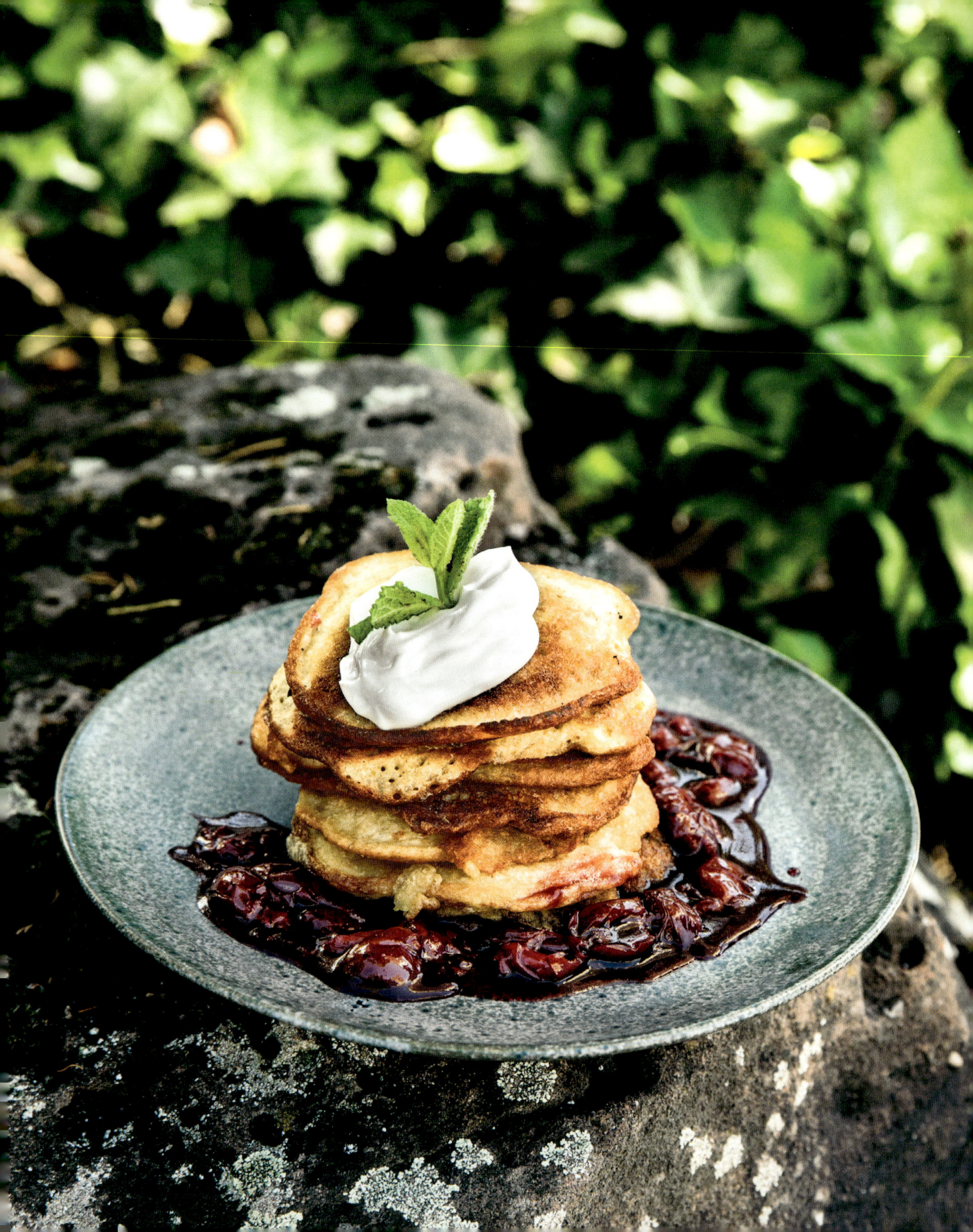

Vegane Apfelpuffer mit Kirsch-Basilikum-Kompott

Und hier, wie versprochen, die vegane Pufferversion in Süß.

- Für das Kompott das Öl in einem Topf erhitzen und den Ingwer 3 Minuten darin glasig dünsten. Kirschen, Kirschsaft sowie Basilikum dazugeben, kurz aufkochen und 15 Minuten köcheln lassen. Das Pektin mit etwas Wasser mischen und kurz vor Ende der Garzeit unter das heiße Kompott rühren.

- In der Zwischenzeit für die Puffer die Äpfel vom Kerngehäuse befreien, fein reiben und in eine Schüssel geben. Mit den restlichen Zutaten außer dem Öl vermischen, bis ein cremiger Teig entsteht.

- Das Öl in einer Pfanne erhitzen. Mit einem Esslöffel oder einer kleinen Schöpfkelle etwas von der Puffermasse ins Fett geben und auf beiden Seiten jeweils 3 bis 4 Minuten goldbraun darin backen. Die Apfel-puffer mit dem Kirsch-Basilikum-Kompott servieren.

Für 12–15 Puffer

Für das Kompott

2 EL Pflanzenöl

1 TL Ingwer, gehackt

300 g Kirschen, entsteint

150 ml Kirschsaft

10 Basilikumblättchen

½ TL Pektin zum Binden

Für die Puffer

2 Bio-Äpfel à ca. 150 g

200 g Kichererbsenmehl

250 ml Pflanzenmilch (z. B. Hafer- oder Mandeldrink)

1 TL Zimtpulver

½ TL gemahlener Kardamom

½ TL Natron

1 EL Rohrzucker

1 Prise Salz

Öl zum Ausbacken

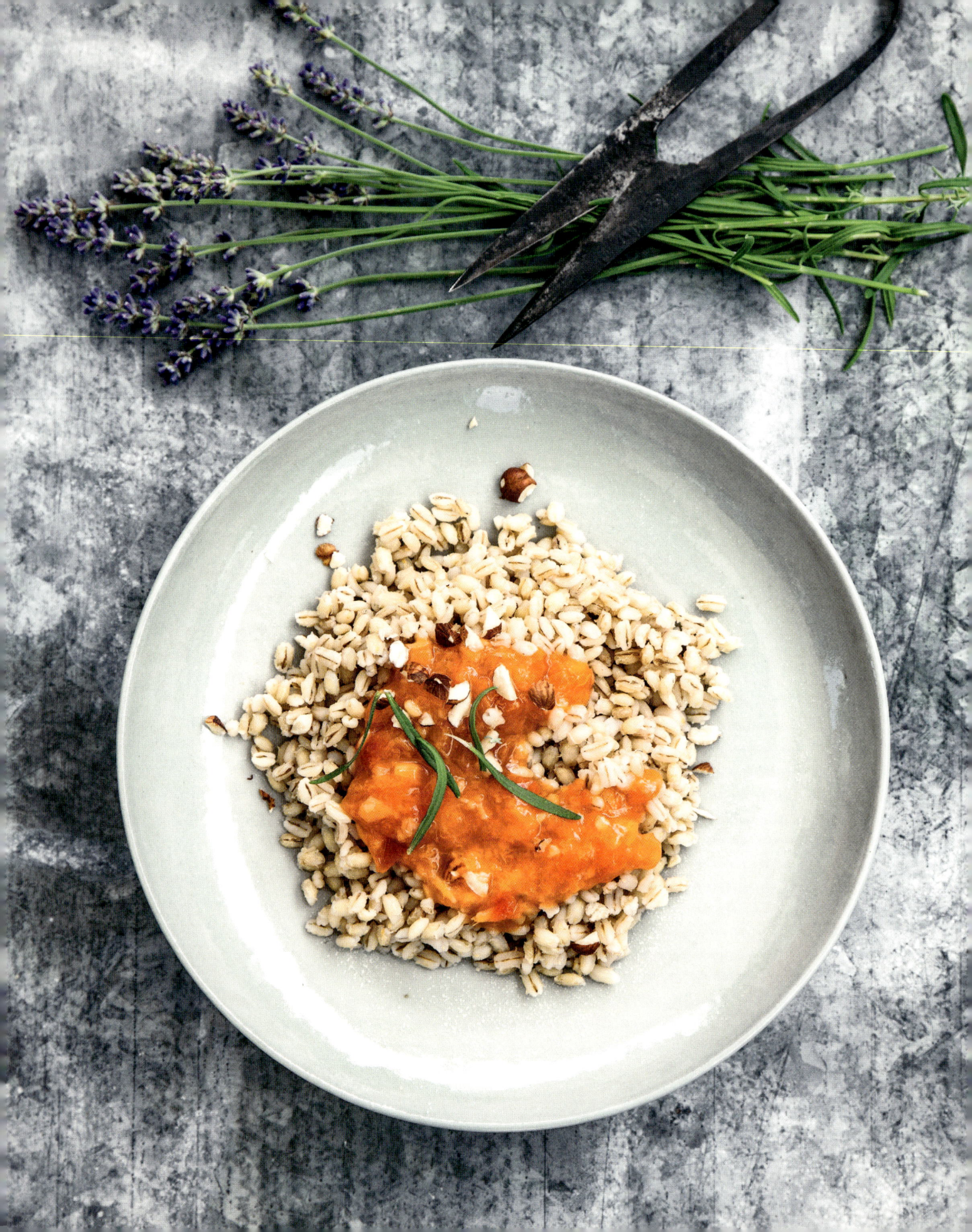

Perlgraupen mit Aprikosen-Lavendel-Kompott

Das Super-Getreide Gerste macht einen kleinen, aber glamourösen Ausflug in die Provence.

- Die Perlgraupen nach Packungsanweisung bissfest garen.

- In der Zwischenzeit für das Kompott die Aprikosen halbieren, entsteinen und in Streifen schneiden. Die Chilischote in Ringe schneiden; wer es scharf mag, lässt dabei die Kerne drin.

- Das Ghee in einem Topf erhitzen und Ingwer, Kurkuma, Lavendel sowie Chili 3 Minuten darin anschwitzen. Aprikosen und Orangensaft dazugeben und alles einmal aufkochen lassen.

- Anschließend die Hitze reduzieren und das Kompott zugedeckt 15 Minuten köcheln lassen. Leicht mit Salz würzen und nach Belieben mit etwas Honig süßen. Den Lavendel entfernen.

- Das Kompott über die Graupen geben und mit den Haselnüssen bestreut servieren.

150 g Perlgraupen

50 g gehackte Haselnüsse

Für das Kompott

500 g Aprikosen

1 rote Chilischote

2 EL Ghee

1 EL gehackter Ingwer

2 TL frische gehackte Kurkuma oder 1 EL gemahlene Kurkuma

1 Stiel Lavendel

Saft von 1 Orange

1 Prise Salz

Honig (optional) zum Süßen

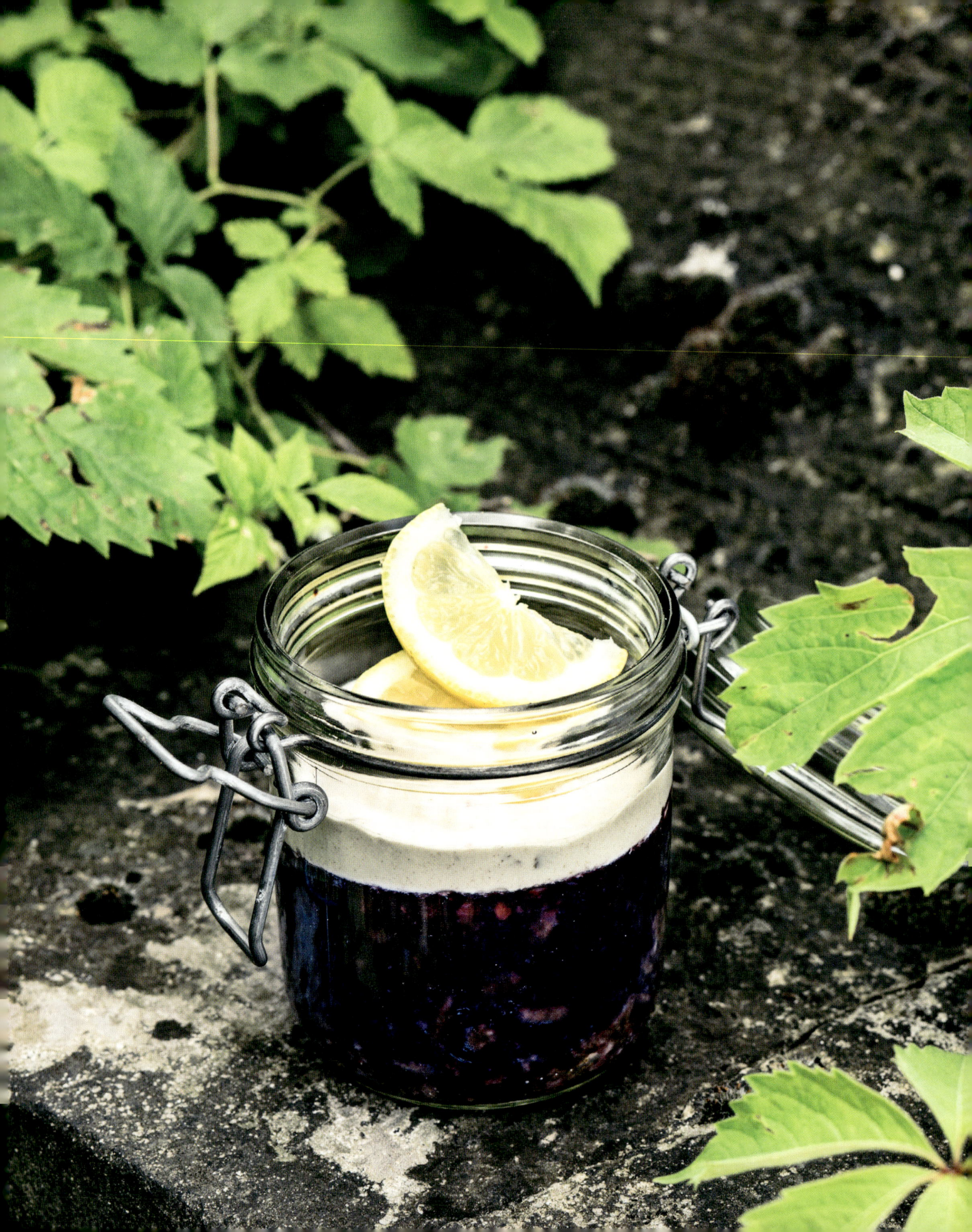

Blaubeergelee mit Zitronen-Minz-Crème-fraîche

Auch wenn Köche selten gute Süßbäcker sind, hier ein Versuch (den ich ganz gelungen finde …).

■ Für das Gelee Ghee in einem kleinen Topf erhitzen. Ingwer, Blaubeeren, Kardamom, Zimt und Sternanis dazugeben und kurz verrühren. Mit Traubensaft aufgießen und alles zum Kochen bringen. Die Hitze reduzieren und das Gelee 10 Minuten leicht köcheln lassen. Sternanis entfernen.

■ Das Gelee pürieren und erneut kurz aufkochen. Anschließend den Topf vom Herd nehmen. Das Agar-Agar unterrühren und die Masse zum Auskühlen in Gläschen füllen.

■ Für die Crème fraîche die Minze fein hacken. Die Zitronenschale abreiben und die Zitrone in Scheiben schneiden. Minze, Crème fraîche, Zitronenschale und Honig verrühren. Die Masse auf das ausgekühlte Gelee geben und mit den Zitronenscheiben garnieren.

Für das Gelee

1 EL Ghee

1 TL frischer Ingwer, gehackt

250 g Blaubeeren

½ TL gemahlener Kardamom

½ TL Zimtpulver

2 Sternanis

250 ml roter Traubensaft

½ TL Agar-Agar (Geliermittel), in etwas Saft aufgelöst

Für die Crème fraîche

6 Blättchen Minze

1 Bio-Zitrone

200 g Crème fraîche

1 EL Honig

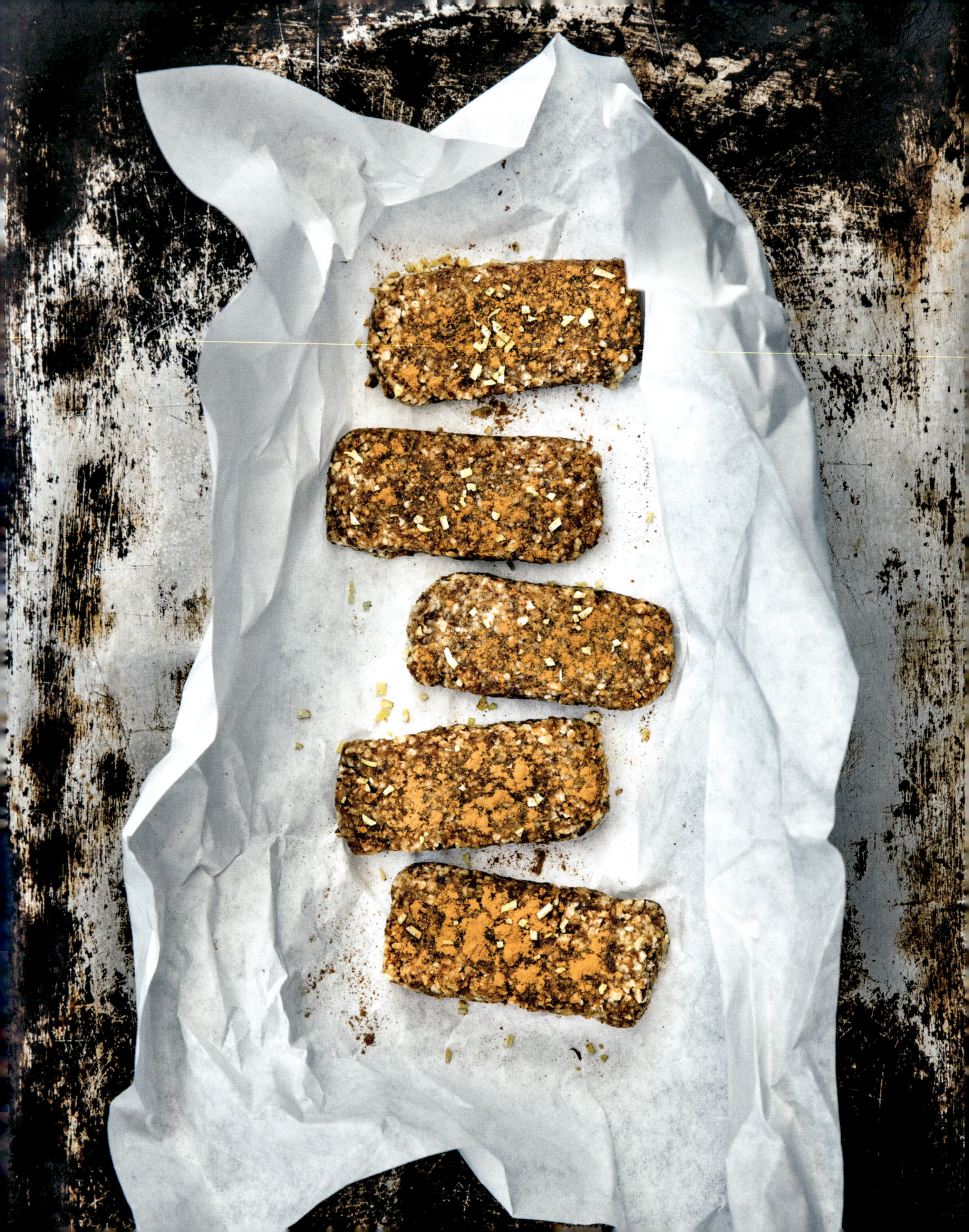

Handgemachte Energieriegel

Mit diesen Riegeln im Gepäck entfällt die nervige Entscheidung zwischen Pest und Cholera an der Tankstelle. Außerdem sind sie eine zuckerfreie, darmschonende und supergesunde Alternative.

- Das Studentenfutter in einer Küchenmaschine fein zerkleinern. Mit Zimt, Kardamom, Orangensaft, Orangenschale und Kokosflocken in eine Schüssel geben und gründlich vermengen. Aus der Masse Riegel in der gewünschten Größe formen.

- Die Riegel entweder über Nacht trocknen lassen oder bei 80 °C im Backofen bei leicht geöffneter Ofentür (einen Kochlöffel aus Holz in die Tür klemmen) 1 Stunde trocknen.

Für 6–8 Riegel

500 g Studentenfutter

1 TL Zimtpulver

½ TL gemahlener Kardamom

je 2 EL Saft und abgeriebene Schale von 1 Bio-Orange

2 EL Kokosflocken

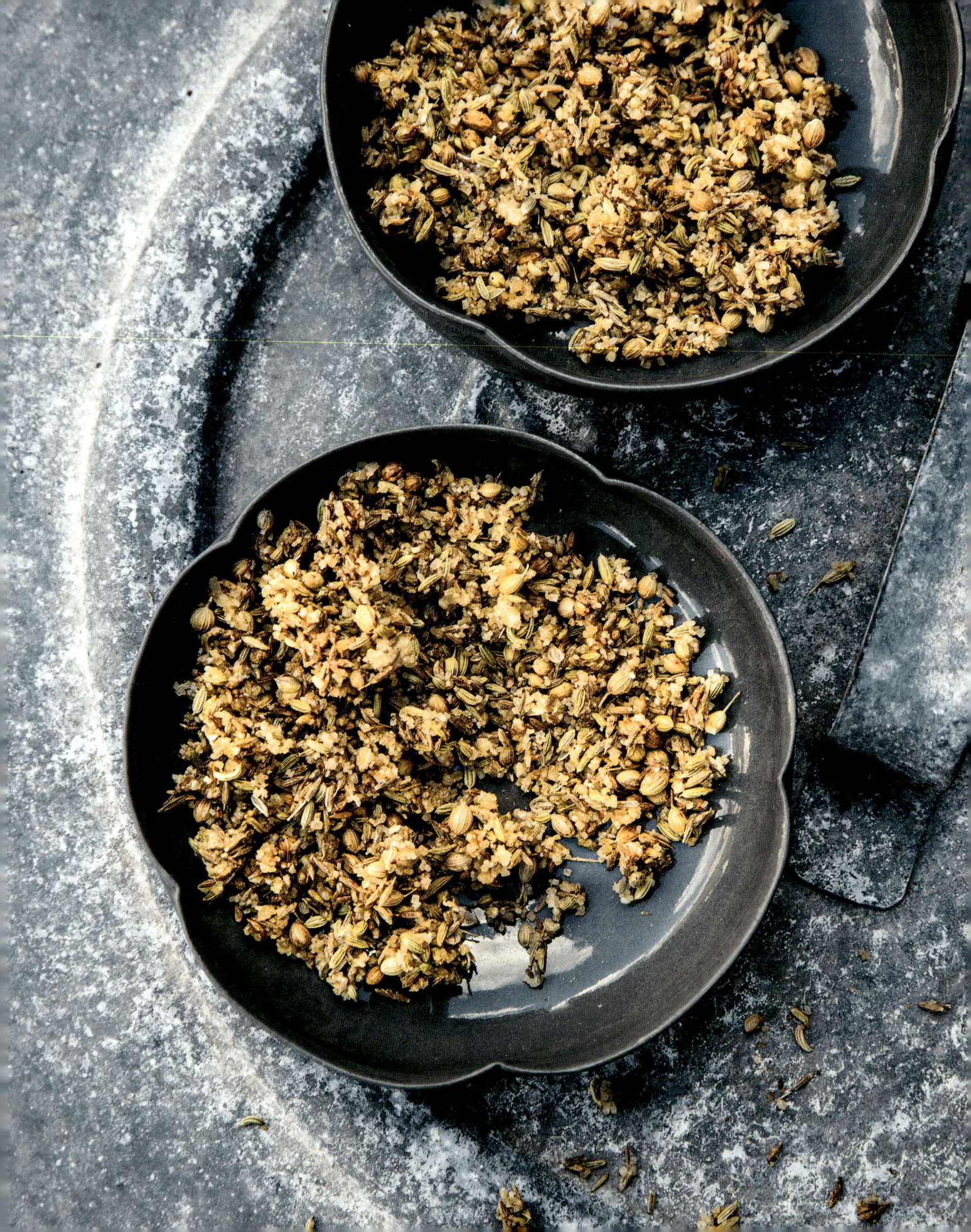

Magenwohl-Crispies

Diese Kombi an verdauungsfördernden Gewürzen kennen viele vom Inder aus der Schale, die am Eingang steht. Allerdings dort in bunten Zucker gestreut und mit penetrantem Seifengeschmack versehen – hier in Lecker!

je 3 EL Koriander-, Fenchel- und Anissamen

2 EL Rohrohrzucker

■ Die Samen mit Mörser und Stößel leicht zerstoßen und in einer Pfanne ohne Fett circa 30 Sekunden anrösten. Den Zucker dazugeben, alles gut vermischen und den Zucker karamellisieren lassen.

■ Zum Auskühlen die Masse auf ein Backpapier geben und anschließend in mundgerechte Stücke brechen.

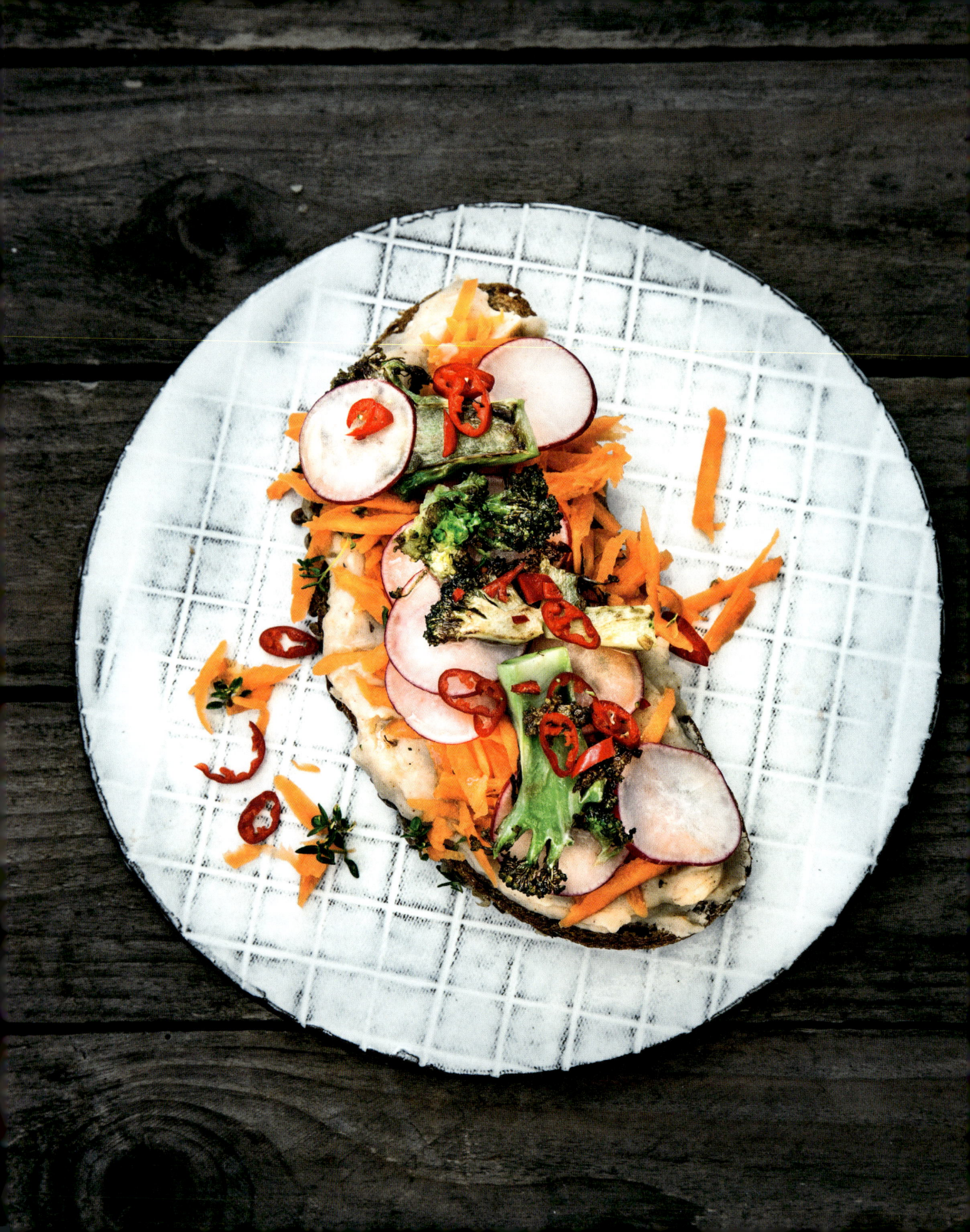

Stulle mit Bohnencreme und Gartengemüse

Und zum krönenden Abschluss noch ein paar Variationen von der guten alten Stulle. Als Brot empfehle ich eine Variante aus Urgetreide wie Dinkel, Emmer oder Kamut - mit nicht zu großem Vollkornanteil. Die Mengenangaben ergeben jeweils in etwa den Belag für vier Scheiben Brot.

- Für die Bohnencreme die Bohnen in ein Sieb abgießen, dabei die Flüssigkeit auffangen. Die Cashewkerne mit kochendem Wasser übergießen und 30 Minuten darin einweichen. Bohnen, Cashewkerne mitsamt Einweichflüssigkeit, Curry, Salz, Senf, Zitronensaft und Thymian in ein hohes Gefäß geben und unter Zugabe der aufgefangenen Flüssigkeit sowie des Öls zu einer cremigen Masse pürieren.

- Für das Gemüse den Brokkoli in Röschen teilen. Das Ghee in einer Pfanne erhitzen und die Brokkoliröschen kräftig darin anbraten.

- Die Karotte grob raspeln, die Radieschen in Scheiben schneiden. Die Chilischote in feine Ringe schneiden; wer es scharf mag, lässt die Kerne drin.

- Das Brot rösten und mit der Bohnencreme bestreichen. Das Gemüse darauf anrichten und die Stulle mit grobem Meersalz bestreut servieren.

Für die Bohnencreme

300 g gekochte weiße Bohnen aus dem Glas

3 EL Cashewkerne

1 TL scharfes Currypulver

1 gestrichener TL Salz

1 EL mittelscharfer Senf

1 EL Zitronensaft

Blättchen von 1 Zweig Thymian

4 EL Olivenöl

Für das Gemüse

1 kleiner Kopf Brokkoli

3 EL Ghee

1 Karotte

4 Radieschen

1 rote Chilischote

Vier Scheiben Vollkornbrot

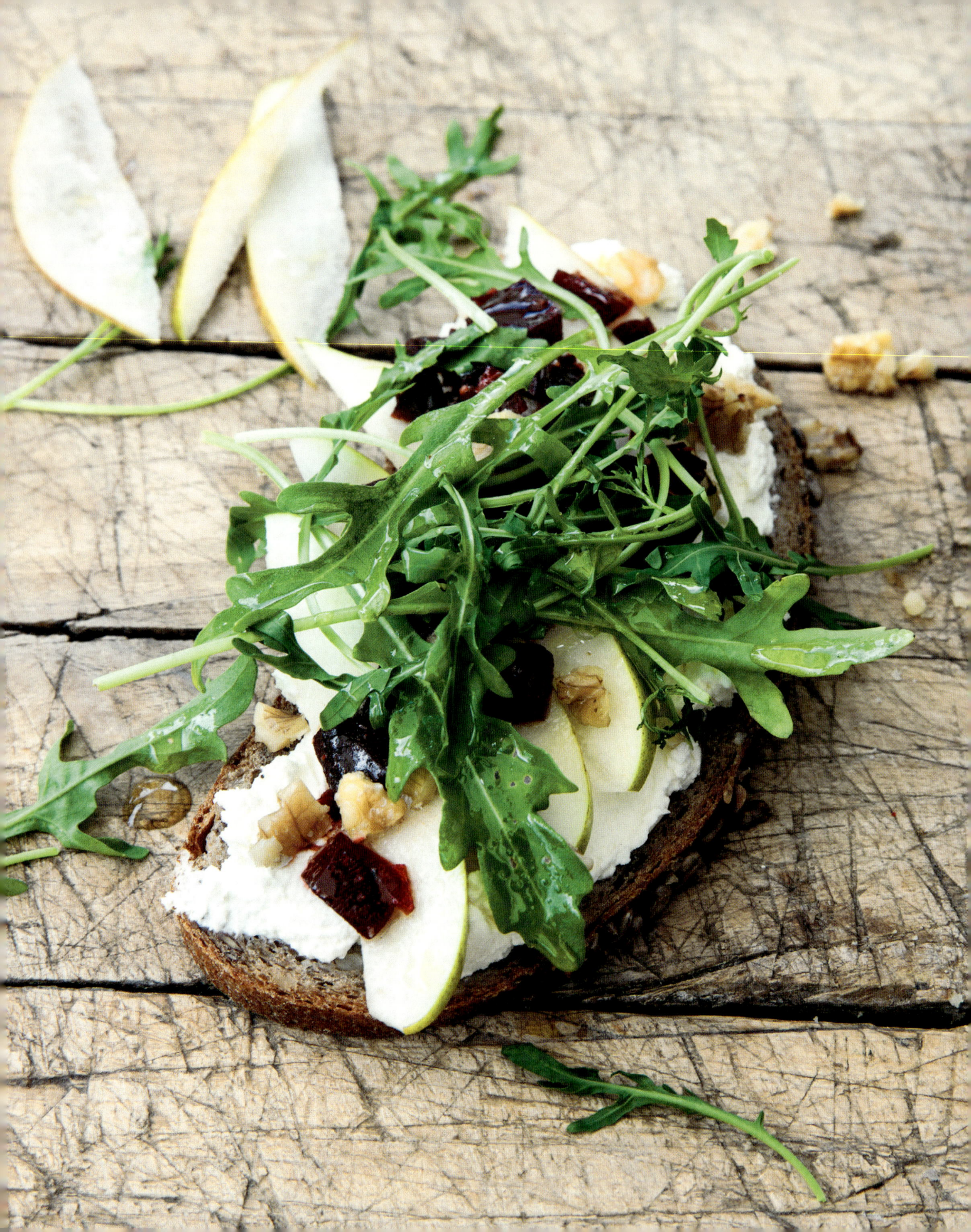

Stulle mit Frischkäse, Rucola, Rote Bete, Birne und Walnüssen

- Den Frischkäse mit Limettenschale und ½ Teelöffel Salz verrühren. Die Birne halbieren, entkernen und in dünne Spalten schneiden.

- Die Roten Beten in Würfel schneiden. Die Chilischote fein hacken; wer es scharf mag, lässt dabei die Kerne drin. Rote Beten, Chili, Limettensaft, restliches Salz und Honig in einer Schüssel mischen und 15 Minuten ziehen lassen.

- Das Brot in einer Pfanne rösten. Mit Frischkäse bestreichen und mit Birnenspalten belegen. Die Rote-Bete-Würfel daraufgeben. Die Walnüsse grob hacken und mit dem Rucola ebenfalls auf die Brote geben. Mit Walnussöl beträufeln und servieren.

150 g Frischkäse

abgeriebene Schale und Saft von 1 Bio-Limette

1 TL Salz

1 Birne

2 vorgekochte Rote Beten

1 rote Chilischote

1 EL Honig

4 Scheiben Vollkornbrot

6 Walnusskerne

30 g Rucola

4 EL Walnussöl

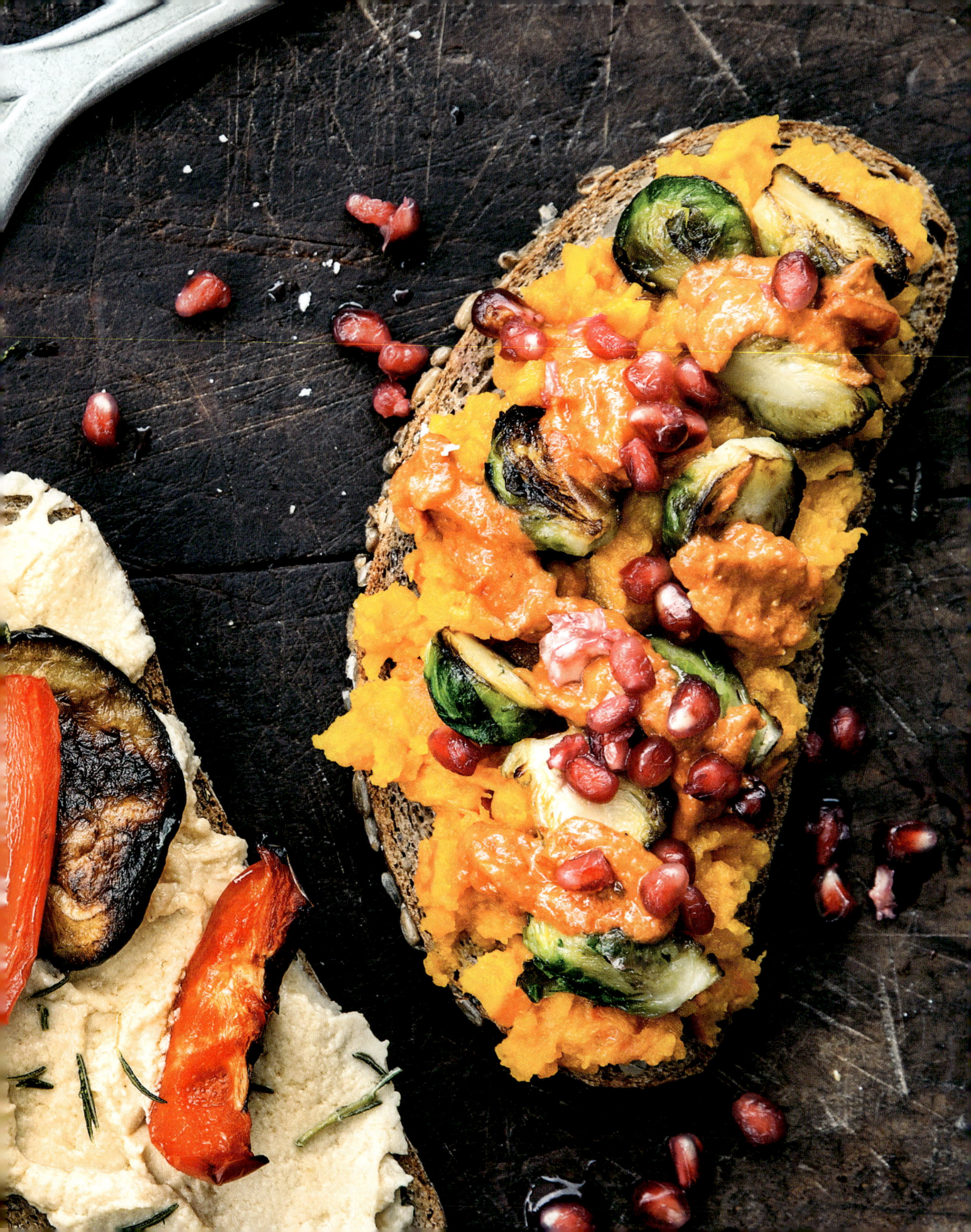

Herbststulle mit Kürbisstampf, gebratenem Rosenkohl und Granatapfelkernen

- Den Kürbis halbieren, entkernen und in Stücke schneiden. Zwiebeln abziehen und würfeln. Die Chilischote fein hacken; wer es scharf mag, lässt die Kerne drin.

- Das Öl in einem Topf erhitzen und Kürbis, Chili sowie Zwiebeln darin glasig dünsten. Curry, Salz und Zitronensaft dazugeben und gut vermischen. Die Gemüsebrühe angießen und alles zugedeckt 20 Minuten köcheln lassen. Die Mischung nach dem Ende der Garzeit grob stampfen.

- In der Zwischenzeit den Rosenkohl halbieren. Das Ghee in einer Pfanne erhitzen und den Rosenkohl kräftig darin anbraten. Mit Salz würzen.

- Den Kürbisstampf auf den Broten verteilen und den Rosenkohl darauf verteilen.

500 g Hokkaido-Kürbis

2 rote Zwiebeln

1 Chilischote

5 EL Olivenöl

2 TL Currypulver

1 TL Salz

Saft von 1 Zitrone

150 ml Gemüsebrühe

150 g Rosenkohl

Ghee zum Braten

4 Scheiben Bauernbrot

Kerne von 1 Granatapfel

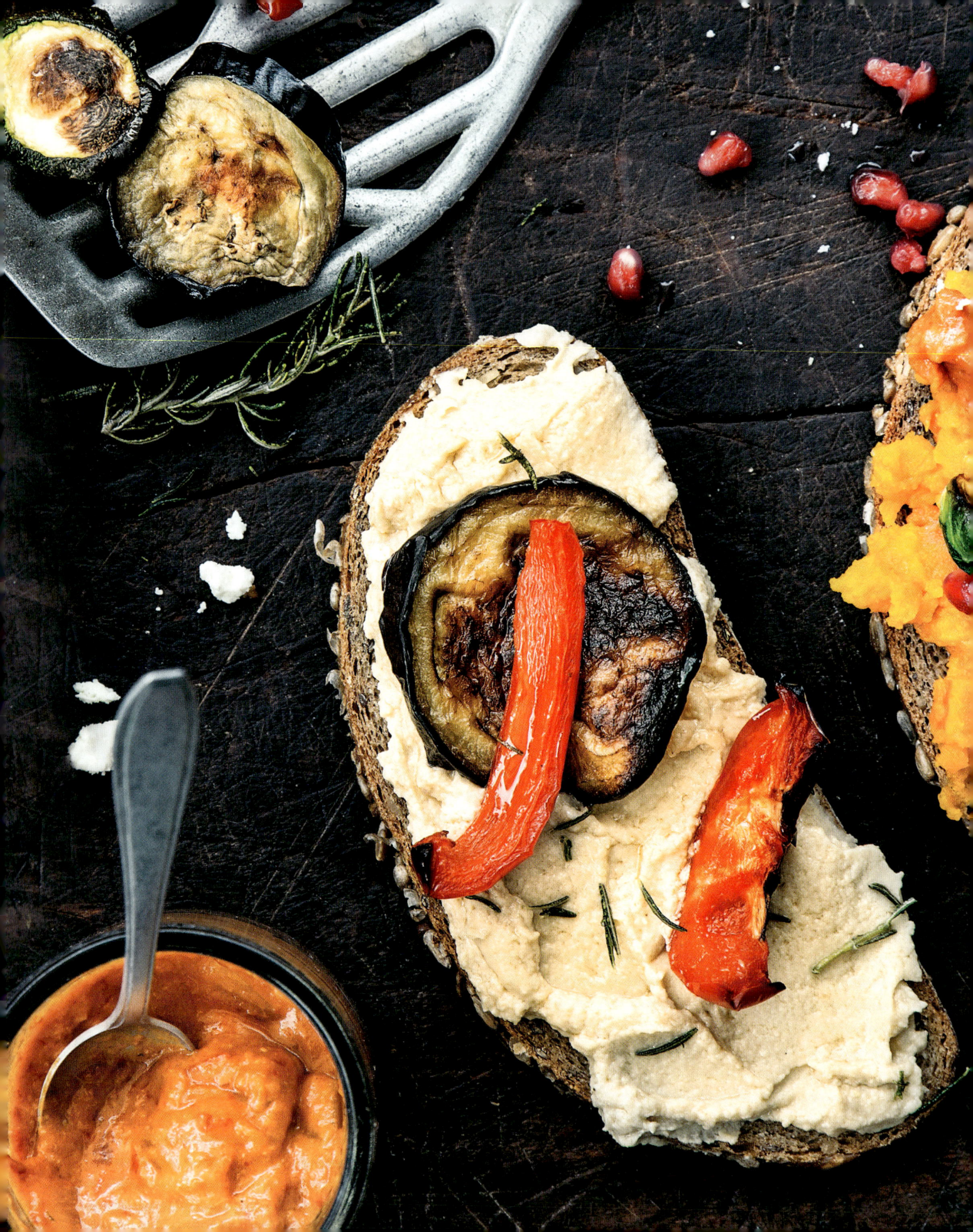

Mediterrane Gemüse-Feta-Stulle

- Zucchini und Aubergine in dünne Scheiben schneiden. Paprikaschote halbieren, entkernen und in Streifen schneiden. Ghee und Öl in einer Pfanne erhitzen und das Gemüse kräftig darin anbraten. Mit Salz würzen.

- Den Feta in eine Schüssel bröckeln. Die Kräuter fein hacken und dazugeben. Sambal Oelek hinzufügen und mit den Händen zu einer cremigen Masse kneten.

- Das Brot in einer Pfanne rösten und anschließend mit der Fetacreme bestreichen. Das Gemüse darauf verteilen und servieren.

1 Zucchini

1 Aubergine

1 rote Paprikaschote

je 3 EL Ghee und Olivenöl

1 TL Salz

250 g Feta

Nadeln von 1 Zweig Rosmarin

Blättchen von je 2 Zweigen bzw. Stängeln Thymian und Oregano

1 TL Sambal Oelek

Vier Scheiben Vollkornbrot

Sachregister

154

155

Rezeptregister

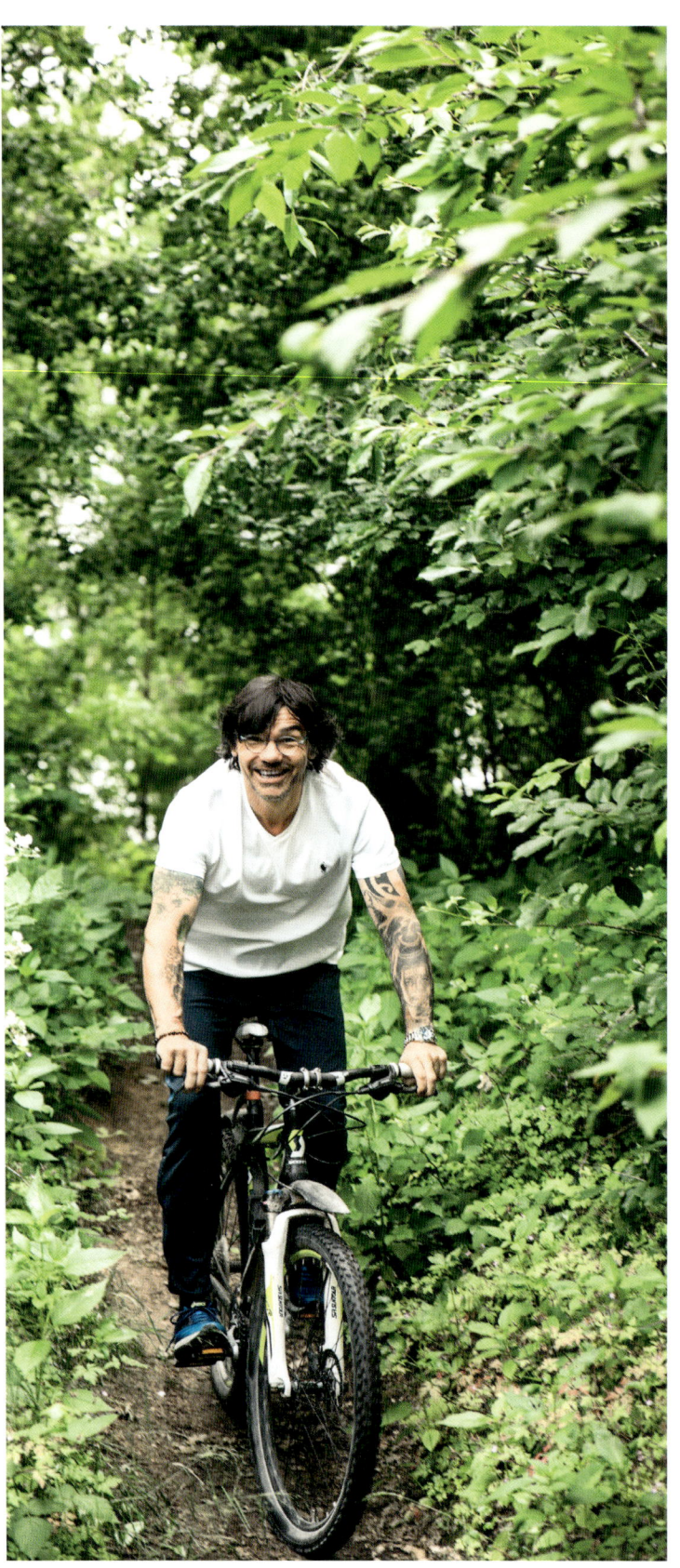

Danksagung:

Zehn Bücher schreiben und veröffentlichen zu dürfen, das ist für mich eine ganz besondere Gnade. Träumen doch viele Menschen davon, überhaupt nur eines machen zu können. Deswegen möchte ich mich an dieser Stelle bei den Menschen bedanken, die mich die letzten zehn Jahre begleitet haben und mir all das ermöglicht haben! Ich kann hier jetzt nicht alle Namen nennen, aber seid gewiss, ich habe euch nicht vergessen. Einem Menschen möchte ich aber dennoch ganz besonders danken: Meinem ersten Verleger Gerhard Riemann, der 2010 den Mut hatte, mein erstes Buch „Koch dich glücklich" (Kailash) zu verlegen. Das zu einer Zeit, als viele andere Verleger lachend vom Stuhl gefallen sind, als man das Wort „Ayurveda" auch nur aussprach. Insbesondere einen Satz von Gerhard Riemann werde ich nie vergessen: „Herr Mehl, ich glaube an Sie und ich glaube an das Thema, auch wenn uns bewusst sein muss, das wir zehn bis 15 Jahre vor der Zeit sind". In diesem Sinne wünsche ich auch euch von ganzen Herzen Menschen, die an euch glauben und vor allem, dass ihr selbst immer den Mut habt, an euch und eure Träume zu glauben!

Bezugsquellen:

Einheimische Kräuter:
www.phytofit.de
Ayurvedische Kräuter
über Volkers Homepage:
www.volkermehl.com